學著跟自己和解

金賢真——著
魏汝安——譯

推薦序

萬一紅髮安妮是因為不想給聖誕禮物，就說沒有聖誕老人，出身京畿道的牧師的女兒，會不會像金賢真作家一樣長大呢？不知道怎麼經歷了那些事，在貧窮和毆打中長大，成年之後辛苦事也接連不斷。就算這樣，金賢真作家依舊沒有丟失她的幽默和樂觀，無論經歷了多委屈、離譜的事，她也都不情願地接受，雖然也會一直碎念和抱怨，但是並不會詛咒讓她辛苦的人，或是怨嘆命運。

她說就算陷入深深的憂鬱症泥沼，只要不放棄幽默、樂觀，依然會遇到好緣份，並領悟到了世上還是有值得留念的地方。我在高鐵上讀了這本書，從口罩底下傳出陣陣笑聲，引起周圍的人的注視，在人心惶惶的特別時期裡，這本書成了意外的禮物。

何智賢／精神健康醫學系專科醫師，著有《煩惱就是煩惱》

怎麼會有這種作家？我在圖書館搜尋欄打上「金賢真」，把能借的書全借了，其餘就用買的。雖然很抱歉，但他人的不幸、傷口和辛酸的眼淚，讓渴望甘霖的我感到安慰。還有一點很吸引我，就是她那尖酸又理智、大膽又細心、流暢有彈性的文句。我是金賢真的鐵粉，她所有專欄和單行本我都一一閱讀過，本書雖然作家特有的幽默和詼諧依舊猶在，但我感受到了和先前的書不同的角度。保持與自身適當的距離，克制情緒，準確地描寫挫折和恢復的歷程，只有那樣才能站起來。雖然世界上各個地方都有不同的悲傷，依舊感到疲憊，但是希望明天能更往前一公尺，並能多愛自己一點的讀者，你會很感激閱讀過金賢真的文章。

盧之陽／專業譯者，著有《有的時候生活不是全部》

自序

在我很年輕的時候就飽受憂鬱症的折磨，甚至有好幾次，它都差點成功殺了我，憂鬱症那個傢伙比我還要來得堅強有毅力。

我在青少年的時候，曾因為金錢問題，和身邊的人有過嚴重的摩擦。連在我成年之後，也因為時常遭受父母親的責罵，導致無法愛自己、沒有自信、也無法接納自己的外表。每當我覺得，連我家人都不愛我的時候，那種絕望感相當沉重。而這世上充滿了想利用那些飽受孤獨折磨的女孩的大叔們，他們總是在角落侍機而動。

有好長一段時間我總是忍不住自殘，終於在某一天，「這個不是因為吃安眠藥死的，而是為了吞下安眠藥，喝下了大量的水撐死」的想法下，吞下了很多顆的安眠藥。意識漸漸變得模糊不清，突然看到我家的狗在那焦躁地走來走去，我心想：「抱歉，現在不能陪你玩了，那麼⋯再見了。」

⋯⋯再見？

第一部

深陷憂鬱和失眠

第二部 既然活著，那就笑笑的過吧

第三部

父親和我

第四部　我所愛的人

第一部

深陷憂鬱和失眠

並不是誰的錯

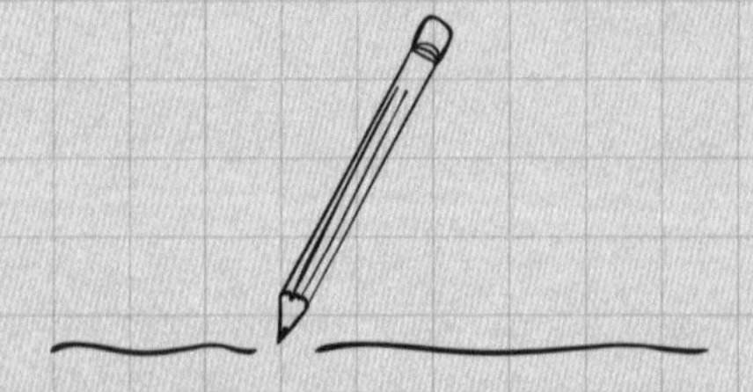

「早知道我就不要醒來。」

吞下了很多顆安眠藥的那天，我在急診室裡後悔了無數次。我的狗不斷地在我身旁狂吠，催促我趕快醒來，後來我就被送進了急診室。而當比我手臂還要粗的塑膠軟管，直接通過喉嚨洗胃的那一刻，卻讓我感到：「媽的，雖然活過來了，卻要承受這麼痛苦的鳥事」，這是我的第一次後悔。又因為我吃的藥是便宜貨，會附著在胃壁上，要將那些完全清除，必須喝下一．五公升的鮮紫色洗胃液，這是我的第二次後悔。之後，我左右兩側的空床，不停有急診患者被送進來，我不斷被這些恐怖景象嚇到，這是第三次後悔。

如果想死卻死不了，就必須付出死不了的代價，這人生未免也太過卑微了吧。在醫院裡做完急救措施之後，我馬上就被送到了精神科。當時我的觀念裡一直認為「精神病院＝神經病」，所以並不想接受精神科的治療，想想真是既單純又無知啊。但是憂鬱症卻每一天都在困擾著我，就像是有好幾隻惡魔分別坐在我肩膀兩側。是啊，我正一步步走向發瘋及崩潰的邊緣，此時的我需要專家的幫助。

最後，我就辦理了某間大學醫院[1]開放病房的住院手續。一進到兩人病房，我率先向已住在裡面的五十幾歲阿姨打招呼：「請問您不舒服的狀況有多久了呢？」阿姨聽到我的問題深深嘆了一口氣說：「我呢……從全斗煥[2]時期就不舒服到現在了」。什麼！有這種事？現在都西元幾年了，居然說全斗煥時期！

在接受各項檢查後，到了傍晚已疲憊不堪。於是我到作為吸菸室的一個透明隔間裡，點了支菸，隨後有位中年大叔也走進來抽菸，他深深吸了一口菸，吐菸時問我：「你在外面是做什麼的？」等等，這意思是指…這裡是不同的世界嗎？

而且不時會聽到從門外牢牢上鎖的封閉病房[3]傳來「啊啊啊———」「呃呃呃———」等的嘶吼聲。相比之下，開放病房的氛圍輕鬆不少，但每次當我看到病房窗戶外一根根嚴實的鐵窗，才會感覺到：「啊，我現在住的是精神病院耶！」即便只是想在走廊上散個步，也都一定要有醫護人員陪同，但不知為何就是不允許你看書（我僅有的也只是一本《6.25學生兵參戰手記》），大概是怕我們會想太多吧。

到了晚間九點三十分的吃藥時間，護士將藥送來後，就會遮住每個時鐘。因此，在早晨來臨前沒有辦法知道現在是幾點。這時病房門外會用粗的鎖鍊緊緊纏繞後，再用大鎖鎖上。

好幾天從早到晚光是做一堆檢查，一天的時間就這樣過去了。然而，檢查報告終於出來了，醫生說要請父母過來一起面談。

父母親和我圍坐在診療室裡，靜靜聽著檢查結果。醫生說我罹患的憂鬱症並不符合我的年紀，而是過了更年期的五十多歲女性才會出現的情況。一般年輕人大致上多是躁鬱症的情況，但我的情形是相當平靜、深沉的憂鬱症。

我追溯著回憶，訴說從小以來就常被父母毆打的事。爸爸委屈地說著自己只是跟別人一樣，適當地管教我而已。媽媽也是委屈地說別人家的小孩也都是打到大的，是我比較敏感。我敏感是事實，也沒什麼好辯解的。然後，爸爸用極為壓抑的聲音，生平第一次向我道歉。

「對不起……」

醫生一邊遞上厚厚的檢查結果一邊說：「**不是因為父母做錯了，孩子才會出差錯；也不是孩子有問題才會生病**。仔細檢查結果顯示，是大腦內與快樂相關的化學物質不夠。簡單來說，大腦會分泌令人感到憂鬱和傷心、或是主觀開心和樂觀的物質。

因為你前者的物質分泌過剩，後者物質分泌相當不足。再說簡單點，右腦掌管感性，左腦掌管理性，顯然你的右腦很發達，但左腦則是相反，左右腦很不平衡。現在，你會住在這裡並不是誰的錯。」

難怪從小我的國文和英文成績都很好，但數學、化學成績爛得可以，用猜的分數都還比較高，不過同時也有一種秘密被解開的感覺。我對悲傷比開心來得更敏感，從很久以前，我的大腦就選擇了這樣的生活。比起「中心」，總是與坐在邊緣和眼神落寞的人更合得來，這件事也不是我的決定，而是我大腦的選擇。

人稱的「壁花」，就是在舞會上沒有被任何人邀請跳舞的人，我也是其中之一，而且還只被這樣的人吸引，我的大腦不斷竊竊私語地說：「去牆壁那，去和那些人交談，過去坐在他們旁邊一起聊天吧。你就看著那些跳舞的人們，和身旁的壁花們說說冷笑話。那才是你，然後，那才是我。」

最近從某處看到，「腦內化學物質失衡」的研究結果已經是過去式，醫學家們的研究日新月異，現在這種解釋在定論上是說不通的。雖然如此，但在那個時候你也只能相信。

年輕人主要患的是躁鬱症，但正值青春年華的我，為什麼會像海底生物一樣，抑鬱消沉呢？病房裡有唯一一個年紀比我小的患者，是一位女學生。雖然她是以第二名的成績進入首爾大學就讀，但是入學之後症狀加重，因休學住院。

她患有躁鬱症，她的心情真的每分鐘就轉變一次。一下笑，一下哭，就像競技體操般快速變換，彷彿被按下了快轉鍵。「天啊，我也有憂鬱症耶！」說出這句話的她，也是飯吃到一半就不由自主地哭了起來，疊棉被時也哭，吃藥的時候也哭。你絕對無法相信，她和我是患有相同的憂鬱症。

有一天當電視上播放《明成皇后》時，無聊的患者們都齊坐一堂觀看。看得正投入的時候，有位患者突然開始用嚴肅的口氣自言自語。他是曾經和我在吸菸室一起抽菸的大叔，先前抽菸時他曾氣憤地說：「這裡的醫生一直說我是妄想症，肯定不是，我明明就是憂鬱症，他們什麼都不懂。」而當大家在看《明成皇后》時，他衝到電視前說：「倘若明成皇后還在世，我的人生也會完全不一樣了吧？」患者們用著「到底會有什麼不同？」的好奇眼光望著他，有人問他：「會有什麼改變？」於是他悲壯地回答了。

「因為……我是李氏[4]的後代。」

久久大家都說不出話來，一陣沉默讓病房裡的空氣變得很沉重。

看著身邊有各種症狀的患者的我，最後只住了一個星期就逃出病院了。醫生問我為什麼想要出院，我回答他說：

「來到這裡我才知道，我還沒瘋。」

每次看到那些決心自殺，又狠心付諸行動的人，有的人也許會說：「『自殺』的相反就是『活著』」、「如果能用抱著必死的決心生活，有什麼好過不下去的」。不過，我覺得一定要抽過死亡這張鬼牌，才不會說出這種表面的漂亮話。

感受到塑膠軟管通過我的喉嚨到達胃裡的那天，我感覺到我和死亡的距離很近。我也是抽到了那張卡，不自覺地又把卡還回去了，那並非我有存活下去的意志，只不過是運氣好而已。

註

1. 教學醫院是指具有教學用途，提供在學的醫學院及護理學院學生見習、實習和作研究的醫院。這類醫院通常都是由大學的醫學院開設，或由政府指定大學的醫學院駐守，因此也被概括性的稱為大學醫院（university hospital）。——維基百科。
2. 韓國第十一～十二任總統，任期一九八〇年～一九八八年。
3. 精神病院管理模式，病患不能隨意出入，需有醫護人員監視。
4. 明成皇后（一八五一年十月十九日～一八九五年十月八日），名閔茲暎。出生於京畿道驪州郡，是僉正贈領議政驪城府院君純簡公閔致祿與韓山李氏所生之女，於十六歲被選入宮中，成為高宗的王妃。高宗十分寵愛另外一位嬪妃（尚宮李氏，後來晉升為從四品淑媛，純宗時追封為貴人），李氏後來並生下一健康男嬰，即是高宗庶長子完和君李墡。——維基百科。

維羅納的藥劑師

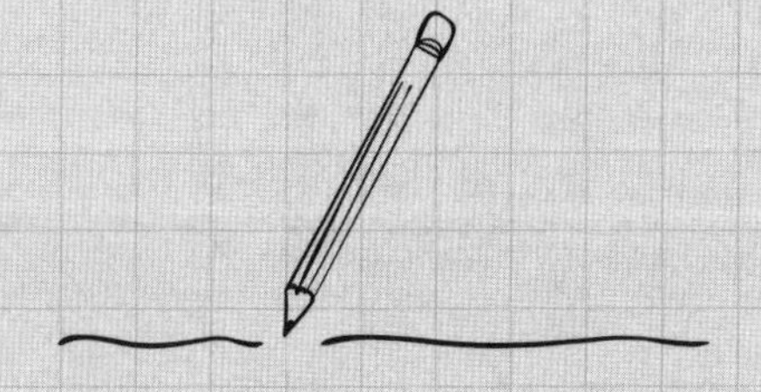

最近，很多人都知道憂鬱症就如同「內心的感冒」，是誰都有可能得到的一種疾病。所以大家也不像以前一聽到精神科就避而遠之，去醫院看病的人也變多了。

不過，如果你希望能夠像電影裡那樣，有一位可以長時間、親切地傾聽你訴說自身痛苦的醫生，那你可能就要大失所望了。大多數的情況是，醫生在短短幾分鐘確認完你的症狀後開立處方簽，診療就結束了。之前我就曾去看過精神科，所以我並不期望他們會像聆聽告解的神父一樣，傾聽我的痛苦，只要能開給我處理我症狀的藥就謝天謝地了。

雖然我得的是憂鬱症，但曾因為失眠飽受極大痛苦的我，在一間兼看內科的社區精神科診所，拿到了一般安眠藥（zolpidem）的處方。聽說有的藝人們會搭配酒一起吞下去，就像是在服用毒品般。心懷不軌的男性把它加在飲料中讓女性喝下後，就成了新聞版面上看到的強姦藥。但是，不管我服用了多少安眠藥和鎮定劑，我始終無法入眠。要是能睡上一、兩個小時，那天就是少數的幸運日。因為一場事故，我罹患了嚴重的創傷後壓力症候群[1]（posttraumatic stress disorder，簡稱 PTSD），熬到半夜是家常便飯，然後到了支撐不下去時，就把藥放進嘴巴，和酒一起吞了下去，對我來說，這種日子再正常不過了。

曾經有段時間，我完全無法理解「宅男宅女」這個名詞，自認為自己把人生過得相當有意義。甚至還說過：「陽光這麼燦爛，為什麼會有人要把自己關在房間裡呢？」——這種討人厭的疑問。俗話說：「**你沒穿過別人的鞋子，永遠不會知道那個人的故事**」，這句話果然是千真萬確。

當振作起精神後我才知道，我已經成為了一個完美的阿宅了。以前我會從玉水洞的家到狎鷗亭的公司上班，住在木洞時也會到上水洞的咖啡館。為了寫作，邁著矯健的步伐，大步往前的我，現在已經完全死去。那個女人現在已經不存於這個世界上了，我是活著的，還是死了的呢？又有誰能說得出我是誰嗎？

至少我，當時是說不出來的。

曾經我為了想要時時刻刻有意義地活著，隨時都想在生命中創造些有趣的事，而嘗試了各種體驗，也闖了大大小小的禍。而現在的我，生命力正一點一點地流失。與我看著奶奶因為癌症漸漸流失生命的過程，跟那種感受很像。癌症初期，奶奶還能在社區裡散步，隨著病情加重，漸漸地就走不了太遠。原本還能在家中院子走動的她，漸漸也困難了起來，範圍縮小到只能在屋子裡面行走，之後活動範圍只在房間裡，不久後只能坐著。

最後，就只能躺在床上，當連躺著的氣力都沒有時，就過世了。我的狀態就像得了癌症一樣，但不是生理上，而是心理。

以前衣服尺寸是韓國的四十四、五十五號（約台灣的S號），我幾乎不用試穿就直接買回家，而且還很寬鬆；也能穿著十公分高的高跟鞋，輕盈地爬坡，這些日子我都記不清楚了。現在，除了我以前討厭的像布袋一樣寬大的衣服外，沒有其它能穿的。不是要買漂亮的衣服，而是一定要買我能套得進去、能讓我輕鬆穿上的衣服。我不喜歡房間裡有任何一絲陽光照射進來，所以總是把窗簾拉得緊緊的。我就像是緊黏在葉子上的幼蟲，每天與床為伍，躺著看書、滑手機，然後用筆電，把精神花在那些不重要的資訊上。因為不常活動，所以也就不怎麼洗澡，單純想這樣沒有意義的過每一天。

現在的我什麼都不想做，因為內心的傷痛太大了，並且也變得越來越討厭自己，所以完全不想好好對待自己。因為不管是對別人，還是對我自己，我都沒有資格受到愛戴。

將近一個星期裡，我幾乎連一分鐘都睡不到，才走沒幾步，我突然一陣天旋地轉，當下的我，明顯感受到狀態已經惡化了。不管怎樣，輸的都會是我，憂鬱症這傢伙分明遲早會把我殺了。

無論什麼藥都沒有效，跑了這間醫院、又跑了那間醫院，最後，來到了一間私人診所，醫生說：「我要放棄你了，我已經不能再為你做什麼了。但是，我可以幫你開個診斷證明書給大醫院，我這裡能使用的藥物有限，那裡能開立的藥物更多。」

以前在大學醫院看病只付了昂貴的醫藥費，卻完全沒有任何效果，所以我並不是很想去，但是又不能任由這傢伙把我殺了，在沒得選擇的情況下，只好去了一趟大學醫院。在那邊遇到的醫生，是我的勞倫斯神父——「維羅納的藥劑師」。

有看過莎士比亞的《羅密歐與茱麗葉》都知道，維羅納的藥劑師是勞倫斯神父的另一項職業。勞倫斯神父一直都希望，蒙太鳩和卡普雷特這兩大家族長久以來的敵對關係能夠結束，而為羅密歐與茱麗葉秘密證婚。但是羅密歐卻在一氣之下，為了替他好友墨古修報仇，殺了提伯特——茱麗葉的表哥，而遭到流放。

之後，得知茱麗葉即將與帕里斯伯爵結婚，羅密歐向勞倫斯神父揚言要馬上去殺了他。正因為如此，勞倫斯神父變身為「維羅納的藥劑師」，調製出一種讓人喝下就能在二十四小時內呈現假死狀態的藥水，目的是要讓假死的茱麗葉和羅密歐私奔。不得不說勞倫斯神父的副業實在太了不起了，由於藥效過於顯著，讓羅密歐對茱麗葉的「死」一點都沒有懷疑，於是他也馬上選擇了自殺。也就是說，萬一勞倫斯神父的製藥技術不怎麼樣，那麼就沒有《羅密歐與茱麗葉》這個故事了。

「我真的能好好睡上一覺嗎？」在這樣的思緒下，我去見了大學醫院的醫生。他的技術就跟維羅納的藥劑師一樣了得，調配出各式各樣的藥物。為了治好我的症狀，甚至還利用藥物的副作用，運用我前所未見的創新投藥技術。

我和這位醫生並不是一開始就默契十足，到目前為止接受了近三年左右的治療時間，是到最近狀態才比較好轉。努力不懈地向醫生敘述自身的問題、服用各種藥物的感覺、細節，一邊了解過程，一邊耐心的治療，現在才比較能看見成效。也因為如此，為了感謝他能讓我每天睡上三、四個小時，於是我稱讚他是真正的「維羅納的藥劑師」。（醫師聽了這不像稱讚的話後回應：「不對吧，主角最後不都全死了」）

維羅納的藥劑師說我最近的狀況好轉了很多，所以大幅地減少投藥量，對我而言是很大的進步。就如我先前說的內心罹癌一樣，有一陣子我曾認為我患的憂鬱症，就像是所有不幸的根源。

當「其他人都沒事，為什麼就只有我」這個念頭一出現，就會同時怨恨自己和這個世界。話雖如此，但如果覺得憂鬱症只是一個身旁多年的老朋友，視它為日常，應該才是最無害的。

如果我給予憂鬱症這傢伙過多的關心，它就會恣意妄為，把我的一切當作是它的。如果漠視它，它又會作惡讓我意識到它的存在，非得製造出什麼災禍。它就如同你在搭客運時，無法選擇旁邊與你一同搭乘的人，在抵達目的地以前，你都只能和這個人同行。當你認可了這一點，可能還會彆扭地問它要不要來點餅乾。我沒有要強行讓它消失，也沒有極度討厭它，只是單純知道「我旁邊坐了一個人」，然後看看窗外的景色、翻翻書籍，過一會兒，那傢伙不知什麼時候也變得安靜下來。

就這樣，我們一同前行。

註

1. 指人在經歷過情感、戰爭、交通事故等創傷事件後產生的精神疾病。其症狀包括會出現不愉快的想法、感受或夢，接觸相關事物時會有精神或身體上的不適和緊張，會試圖避免接觸、甚至是摧毀相關的事物，認知與感受的突然改變、以及應激狀態頻發等。——維基百科。

慢跑拯救了我

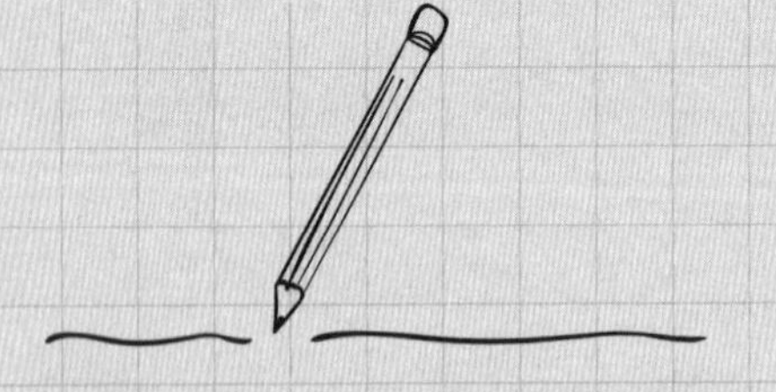

雖然到了關節不時會吱吱作響的年紀，但在三十歲以前，減肥是必須的，在健康方面我很嚴格地控管自己。但是在我經歷過「不如死了更好」的經驗之後，我在許多面向都變得亂七八糟。之前也是因為患有憂鬱症，所以不斷地服藥，但是當精神上受到創傷後，憂鬱症的症狀就更加惡化了。

之前，我上班的公司離我家有一定的距離，我都會用走路或是騎腳踏車的方式上下班。不只如此，我每天還會到公司頂樓跳繩一千下，來展開我的一天。然而現在我的身體就如同躺在冰河上的海獅，不肯離開床，躺著用筆電、看電影、漫畫、查看網路新聞，整天只知道窩在房裡。

我的樣子比在日本漫畫上看到的宅宅們還要來得更糟。他們的生活就像是死在家中一樣，但每當我的腦袋被那些不想憶起的痛苦佔據時，我就會靠著酒精來逃避，還會將吃完東西的飽足感錯以為是種心安。以前的我絕對不吃速食、炸雞、炸物、零食、泡麵、餅乾等垃圾食物，但我現在卻開始拿它們來當消夜或下酒菜了。

雖然是廢話，但我還是要說我變胖了。從前我只要體重一超過五十公斤就會很生氣，然後會死命地鍛鍊我的身體。我想，我身體現在的反擊應該是那時所遭受到的待遇所致。雖然無法公布確切的體重，但與我最瘦的時期相比，浮腫了至少兩倍之多。我最瘦的時候，是十年前參與Kiryung電子斷食抗議的三十八公斤，可以說現在的我等於身上背了一個小學生。

那個副作用就是不想跟別人見面，時隔很久，再次見到我的人沒有一個不被嚇到。每個人除了叫我減肥，沒有其餘的話題，但是，我仍然一點都不想動。因為已經難過到筋疲力盡了，沒有減肥的精力了。

二〇一九年的春天，我身上的五花肉到達了巔峰，搭乘大眾交通運輸時，他人總是會讓位給我坐。一開始我嚇了一跳，趕緊跟對方說：「我沒懷孕」，將座位讓給其他有需要的人。不過從此之後，當我感到疲累時，曾經有過一、兩次假裝是孕婦，直接坐在博愛座休息。有一半的因素是站著對關節太過吃力；另一半大概是想說管他的！反正也沒有人會懷疑。但後來對於要搭乘大眾運輸去上班的那些真孕婦，內心還是過意不去，所以沒有再佔用博愛座了。

我和一起住的姊姊一起去做了健康檢查，沒有上班的我們，雖然不太有健康檢查的機會，卻也擔心身體會不會有什麼疾病，所以兩人決定要去醫院檢查。在醫院，我不斷聽到衝擊性的話語，說我的「高血脂症」正茁壯成長，還出現了「糖尿病」的話題。被我放棄的身體，已成為所有成人病的溫床，這也是理所當然的事，醫師強烈建議要我馬上運動和減重。

當時我手機裡的計步器APP一天才三百步，幾乎沒有從床上下來過。就算醫生說要做些運動，我卻不知道該做什麼運動才好。以前曾經學過游泳，但只學了仰式，況且我又不是魚，不喜歡成天在水裡頭游來游去，所以就沒有再去了。因為我不喜歡撿球，所以也沒打算去打網球或羽球。上健身房一定要請健身教練，這我也不喜歡，更不想挺個圓滾滾的身軀去做瑜珈。想著想著，突然想到「跑步只要有一個身體和一雙慢跑鞋就可以啦」，於是我決定去跑步。

其實我以前也曾打算要去跑步，買了一雙不錯的慢跑鞋，但是因為沒有任何的引導，也不知道該怎麼跑的情況下就放棄了。

不過再次思考運動這件事的時候，我發現了一個「RUNDAY」的APP，裡面還有聲音教練指導你如何達成每次跑三十分鐘，連續八周不間斷這個目標。這APP對慢跑新手來說真是一大福音啊！起初是跑一分鐘，然後走一分三十秒；逐漸增加跑步的時間，遞減走路休息的時間。雖說這個程式是設定每周跑三次，但是不管晴天、雨天，我「每天」都會去跑步。

跑了幾天後，我覺得應該要再準備一雙慢跑鞋，所以又去買了一雙。《天生就會跑》（BORN TO RUN）這本書的主張是說，慢跑鞋會使我們的腳變遲鈍，應該要像塔拉烏瑪拉族的人一樣光著腳跑步。在好奇心的驅使下，我試著光腳跑了一、兩次，但最後我的結論是——在都市裡不太鼓勵大家光著腳丫子跑步。與光腳相比，穿上充滿氣墊的慢跑鞋，感覺就像是要飛上天了。

我本來也沒特別喜歡村上春樹，因為在他的小說裡面，所有女性都圍繞著一個再平凡不過的男主角，紛紛獻殷勤，這點令我感到有點不快。在電視劇《挪威的森林》中也是，我就無法理解那分別獨具魅力的三位女性，為何要圍繞在那不起眼的男主角身邊。村上春樹的其他作品，如《海邊的卡夫卡》也是差不多以這種形式重複著。總之，我果然不喜歡那個為了想喝啤酒而跑步的「馬拉松跑者」春樹。

「老人家，你財產這麼多，還把身體練得這麼健康，看了怪討厭的。」

「不管到了哪個城市，居然說不先跑過一次就無法了解那個地方，真是奇怪的人。」

我一直都覺得春樹很誇張，直到我將近完成ＡＰＰ裡八周的基礎單元時，才體會到這一點。我果然也變成了一個只要到外地，就會先準備慢跑鞋、以及搜尋跑步路線的人。春樹老人家，在我還對這世界懵懵懂懂時，您就已經在義大利跑步了。我以為他只是裝作一付了不起的樣子，真是抱歉，那段時間我誤會您了。

從那之後，我只要離開首爾，一定最先將慢跑鞋放進我的行李袋中，我也讀了許多在韓國出版的跑步相關書籍，帶著跑過十公里馬拉松的經驗，輕鬆地跑過半馬。在二〇二〇年，我下定決心要挑戰全馬馬拉松，但因為新冠肺炎（COVID-19），所有馬拉松活動都宣布取消，也就無法挑戰了。

我以前也經常走路，但與跑步有什麼不同之處呢？就像讓一顆充滿氣的氣球，有了一點彈性（餘裕），並且讓肩膀不再那麼用力。憤怒、生氣、受傷的負面情緒都隨著跑步時所吐出的氣，和抑鬱一同排了出去。之前也聽過很多跑步有助於改善憂鬱症的事，是真的有效，請您相信吧！與憂鬱症廝殺了二十年的我都說有效就是真的有效。以前，總是要吃上一整把精神科的藥，但隨著開始跑步後，回診次數減少了，藥量也漸漸降低了。而且一到了早晨，會因為想到要去跑步而開心地起床呢！

如果能夠專注在跑步這件事上最好，但由於本人的個性非常散漫，我都要帶著藍芽耳機一邊聽韓國演歌或是鬥爭歌曲[1]、一邊跑步。偶爾跟著唱的時候，會不小心嚇到在運動的老人家。

「眼淚不過是離別的泡沫～那來臨的愛情我一點都不怕～命運之愛～」

「雖然你們一點一點地侵略我們，但我們會一次全討回來的～啊啊，我們的路，就是那團結力量的鬥爭～」

到現在我還是會覺得，拖著我那笨重如水牛般的身軀在操場跑步，一邊唱著歌的樣子很好笑。雖然看起來沒什麼品味，不過那所謂的「演歌風」，似乎能洗去我內心的汙穢。用一句話形容，每天的晨跑就像是用搓澡巾洗去內心汙穢的那種心情。

跑步是種特別的運動，有點像是會緊緊抓住你的靈魂。某位文學家就很稱頌走路，他還會說：「走路時天使們會在他耳邊悄聲告訴他寫作的靈感」。跑步時的我也是這樣，感覺我全身的各個器官都在進行大合唱。

不管是以前或是現在，我對未來一樣都是茫然未知的。所以偶爾我還是會冒出想要鑽回床上的想法，而實際上，也確實有這麼做過。過去那些日子，我都帶著不安躲在棉被裡，現在取而代之的是，我會先穿上慢跑鞋，一邊在ＰＵ跑道上跑步；一邊享受著清晨的空氣。我不想再當回那隻躺在冰河上的海獅了，往後，**我會珍惜這份「愛自己」的陌生感覺。**

註

1．指在罷工或抗議時常會播放的音樂。

第一部
深陷憂鬱和失眠

因為身材而受歧視

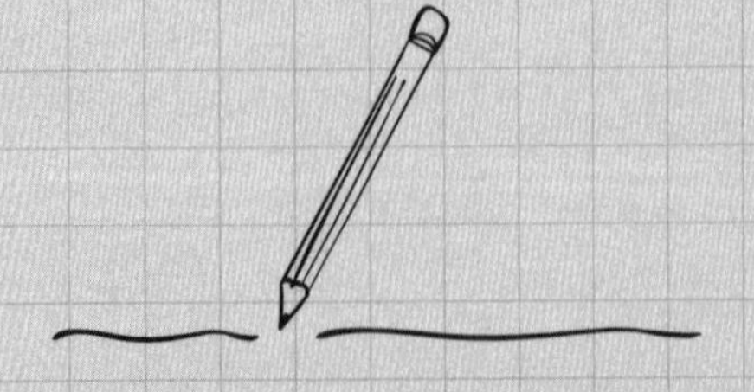

胖女人的人生比想像中還要煩躁。一個韓國女生能夠達到的體重，我都曾經體驗過，曾瘦到像根魚刺；也曾胖到像米其林。正因為如此，所以我很清楚一個韓國胖女人，是如何將每一天受到的侮辱往肚裡吞。當我四十七公斤時，和九十公斤時，感覺就是生活在完全不同的世界，因為胖女人不管是誰都會公然輕視。

不過，偶爾那些脂肪也會帶給我安全感。比如說，能確實防禦那些不正經的男人們的毛手毛腳。那些像羽絨大衣的脂肪團，就像肥肉製成的鎧甲一樣，可以杜絕這種事情。不過，那種安全感也僅是暫時的，當我瘦的時候那些男人就會靠過來騷擾，但是只要一變胖，那鄙視的眼神就又出現了。雖然不喜歡被觸碰，但我更討厭被他們鄙視的感覺。

我下定決心要減肥，當然有一部分是因為脂肪肝及其它肥胖造成的疾病，但最主要的原因是厭煩了因為肥胖，而受到大眾不自覺的歧視。他們只要一看到身材苗條的女人就會靠過去，一旦是胖子就會洗臉你。在胖女人面前公然說：「送我我也吃不下去」，這種污辱的話，聽過這種話的女性應該不在少數。甚至，錢也賺得很少，有研究報告顯示，在美國超重的白人女性所得，比平均值少了百分之十二。

根據美國胖子協會報告顯示，大眾普遍對胖子持有以下偏見態度——沒有改善的意志力、沒有慾望，所以懶惰、競爭力和好奇心不足、不夠細心……等。「胖子歧視」是繼性別歧視、年齡歧視，嚴重到位於歧視排行榜上的第三名。

如果前科者、有精神病史的人或胖子去應徵工作時，被淘汰的人也有可能是胖子（即使擁有相同的資格）。所以～胖子比有前科的人也許更難找到工作！

呼……胖女人在日常生活裡，受到污辱的頻率就好比呼吸，我不誇張，這是真的！例如：

在超市裡

胖女人一進到超市採買時，人們就會斷定她一定在半夜十點，煮了兩包泡麵獨自吃掉，然後馬上啟動他們的鷹眼，掃描胖女人的購物車裡放了哪些東西。萬一，車裡放的是新鮮的蔬果，他們會表現出訝異和懷疑的神情說：「吃那些為什麼會胖呢？」不過，要是他的購物車裡放的是泡麵、冷凍水餃、微波食品或是餅乾零食等食物，他們就會馬上顯露出「賓果！」的表情，並跟身邊的人交頭接耳。

標準身型的女人，購物車裡不管裝了多少甜食、微波食品、啤酒、水餃，絕不會有人理會她們購物車裡的東西。

聚餐的時候

標準身型的女人只要說：「這食物好好吃喔！」其他人會把那道菜推到她面前，叫她多吃一點。但是，只要胖女人讚嘆說：「這個真的好好吃喔！」周圍的人就會說：「不要再吃了！」接著把盤子移走。所以胖女人在聚餐或是聚會上，即便肚子再餓都要說：「我吃很多了，好飽喔……」，然後鄭重地把食物讓給別人。那樣才是帶著滿身肥肉，並感到抱歉的胖女人應有的態度。

再更進階的，某些胖女人乾脆在聚餐上負責烤肉。如果是標準身型的女人在烤肉，胖女人在吃肉的狀況下，可以感受到其他人的眼光變得很冷漠，因為胖女人比任何人都來得要敏感。因此，胖女人會刻意展露笑顏，並說自己負責烤肉，伸手接過了夾子和剪刀，這是她在那場合上，唯一能夠生存下去的方式。

在服飾店裡

如果胖女人進去服飾店裡買衣服，店員會擺出一張厭世臉過來迎接。這個行為與其說是迎接，更像是要把你趕出去。將自家衣服穿得很好看的店員，用著冷漠鄙視的眼神、不客氣地說：「不好意思耶，我們家的衣服沒有你的尺寸！」她都說沒尺寸了，你還能說什麼呢？胖女人只好難過地離開了店家。

而且，如果像在韓國COUPANG和GMARKET購物網站上搜尋「大尺碼」，點進去看到的衣服一點都不漂亮。雖然希望衣服尺寸大又要漂亮是天方夜譚，但至少，賣的衣服也要像衣服不是嗎？T恤說明上寫著「寬鬆中大尺碼，不管誰穿了都能展現修身的版型」，假如沒有意外，通常都是一件大的混凝土布袋，然後領口就像是粗水管穿過的洞，並掛著兩條看起來很寒酸的袖子，看了會令人退避三舍的物品。假使賣家能意識到胖子祈求的一絲美感的話，應該就不會販售那樣的商品了。

在戀愛時

標準身型的女人如果戀愛的話，人們都會給予祝福，但如果是胖女人戀愛的話，人們都會感到很神奇說：「居然有那種本事？」還會替男方感到不捨和同情：「唉唷，男方是菩薩來著，活菩薩啊！」

雙方交往順利，就會步入禮堂。一般都會好奇要嫁的男生是怎樣的一個人、兩個人合不合得來、以及兩個人未來的計畫。但是，胖女人最常聽到的問題是：「那麼你要趕快在婚禮前瘦下來吧？」「不過，有你能穿的禮服嗎？」

比起不認識的兩個人要組成一個家庭，更多的擔心來自於要是婚紗破了怎麼辦……。究竟這樣是正常的嗎？胖女人能聽到最接近稱讚的一句話就是：「長男的媳婦」，在家長制的制度下，與其說這句話是稱讚，不如說是種詛咒。

胖女人們在每一個呼吸的瞬間，都在與嫌惡鬥爭。在地鐵或是公車上，如果看到有空位走過去坐就會被說：「就是過得太舒服了，才會變胖，嘖嘖」。輕蔑和嫌惡就像漁網，找不到能從這痛苦的網子中逃出去的路。

女性不被尊重的時候

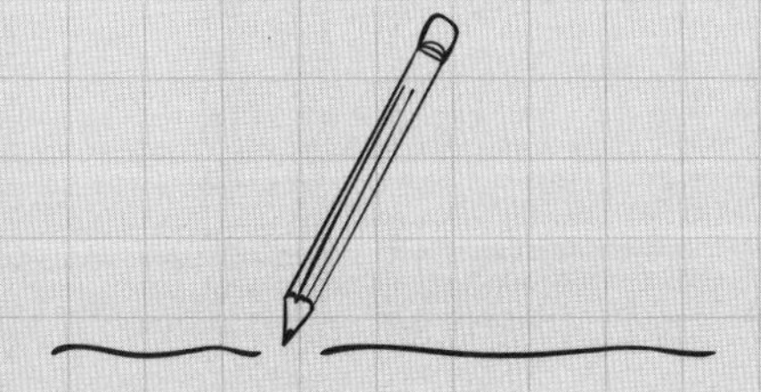

我的初經在我十二歲時就來了，算是偏早。現在雖然沒有那時候那麼嚴重，但記得在我小學六年級回到家時，一整個臉色慘白。曾在網路上看到某篇美容短文說：「子宮將手腳等各個四肢，甚至連大腦，都視為是自己的。也就是說，可以想成是為了子宮而存在的器官。」

女性們，雖然常說「子宮也是自己身體的一部分，身為女性要坦然接受」，不過，女生每個月心情不美麗的日子要比男生來的更多。例如：在排卵期有很多女性會有排卵痛的現象，我的狀況是在月經來的前一、兩週，會有極為嚴重的「經前症候群」。內心陷入焦慮不安、易怒、衝動、變得想喝酒，就像母老虎一樣凶暴。當經前症候群過了之後，就是進入生理期，接著開始強烈的生理痛。算一算我一個月安然無事的日子也只有一個禮拜，剩下的日子要不是被經前症候群折磨到死、要不就是流血痛死，反正就是這兩種其中一種。如果說這一切，都是因為伊甸園裡的夏娃叫亞當吃了善惡果所犯的罪，這連坐法也未免太過殘酷了。

在我成年之後，因為生理痛和經前症候群太過嚴重，曾去婦產科做過諮詢。反正我也不打算生孩子，所以就問醫生有沒有什麼方法，能夠解決這所有痛苦。醫生（是男的！）很傲慢地給我看了張表格並說：

「這些痛只要結婚生孩子後就會消失了～」

他那不負責任的回答，和他那更加不負責任的態度，使得我整個人一把火上來，「什麼？生完孩子就不會痛了？現在是要叫我為了解決問題，趕快去生一個孩子嗎？」最後，毫無成果地離開了醫院。

從那之後，我就取消了定期檢查，只有在幾年前有事才去婦產科。聽我一個朋友說，他朋友自從在子宮裡裝了一個叫做「蜜蕊娜」（Mirena）的避孕器之後，就完全和那些痛症 Say Goodbye 了，甚至還可以不用來月經。居然有那種魔法的裝置，為什麼我會不知道呢？月經還無所謂，一聽說可以避免經前症候群（會變得極度憂鬱、易怒、陷入自我嫌惡、暴飲暴食），我當下立馬朝醫院奔去。

我很認真地跟醫生說明，我是因為經痛、還有經前症候群的狀況太過嚴重才來到這裡。

據說本來手術費要五十萬韓元（約台幣一萬二千元），但如果是因為經痛或經前症候群的關係，會有健保給付，手術費就可以便宜許多。但是醫生只有敷衍的回應：「好、好」，把我說的話當耳邊風。結果，遞給我的申請書上依舊寫著五十萬韓元。

想著「只要能夠解決經痛、經前症候群這些問題，這點投資算得了什麼」，在動完手術後我就直接回家了。可是，從那天起身體痛了連續十天左右，那種疼痛感就像是肚子不時被敲打一樣。這個避孕器是以人為的方式控制賀爾蒙，為的是不讓卵子和精子結合，我想大概是「賀爾蒙攻擊了我十天」。但是這個裝置可以維持五年，想想也覺得還可以，只要能夠「適應」，應該沒什麼問題。如果說，原先的經痛和經前症候群折磨我半個月，那蜜蕊娜就是把那十五天的疼痛平均痛在一個月裡，有種分期付款的概念。而且，在這一個月的日子裡，我的體重不斷上升。

我上網搜尋到底是什麼原因導致，但是不論新聞或文章報導中的婦產科醫生們，都一致說蜜蕊娜就像是用別針輕輕地別在衣服上，是種安全又快速的手術。

實際上，我也曾上網爬文看看有沒有女生安裝了蜜蕊娜後的心得，但如同在沙裡掏金一樣困難。偶然間，我點進去一個類似女生聊聊的社群網址，在裡面看到有動過這項手術的人，幾乎都很生氣——身體會感受到一陣一陣地痛，只在生理期感受到的經痛，變成平分在一個月裡，還有變胖等問題，相當多的女性有這些困擾。

我頓時感到很混亂，怎麼會變成這樣呢？連男人們服用的藍色小藥丸，都有許多相關資訊，加上現在也有很多副廠藥[1]，況且這項手術的費用又不是很便宜，為什麼連完整的副作用說明都沒有呢？

最終，沒有半個人能幫我解決我對蜜蕊娜的疑惑。而且，日後當我要拆除裝置時，反而出現了問題。就像是棉條一樣，避孕器尾端懸掛著一條線，只要將它拉下就可以卸除。不過在最初那位醫生沒有誠意的診療下，看來在施行手術時也是毫無誠意可言。在進行摘除手術的時候實在是太痛了，於是我不自覺地大叫出來。

但是，這位醫生（也是男的！）也是一樣毫無誠意——「痛的話要給你麻醉嗎？忍耐一下吧！」他一說完，接著就開罵當初動手術的那位醫生：「白癡，這條線要像棉條一樣好好放在外面，日後有需要才能摘除，把線頭放在裡面根本就拉不到，是哪個噗隆共啊！」接著醫生又說：「你忍耐一下」。然後，醫生的手開始在我身體裡翻找線頭，最後，總算是把線頭拉出來才能停止這場苦難。頓時我感覺我彷彿不是人，而是一頭「母牛」。

除此之外，令人生氣的是這間醫院對所有患者都是「媽媽～請到這邊來」、「媽媽～請往那邊～」親切地對待。雖然親切是件好事，但是為什麼一律都升等為「母親」了呢？所以說，除非是想生孩子，不然幾乎沒有女性會為其他事到婦產科來嗎？對他們來說患者一律都是「媽媽」，若不是子宮的存在，他們對於女性的想像力、餘裕、需求一點都不關心。

現代舞蹈家——伊薩朵拉．鄧肯，在她的自傳裡有這麼一段——「我生了兩個孩子，雖然他們非常可愛，但是生產過程是很原始、暴力的，如果是由男人們生孩子的話，我想這一切應該就會變得不一樣。」

出生在十九世紀的女性所吐露的痛苦，居然依舊延續到了生活在二十一世紀的女性身上，令我有點訝異。我選擇不生孩子，有一半原因出於自己，有一半出於他人。不過那些已為人母的朋友都說，陣痛都很嚴重了，醫生們還在那邊爭相做內診實習，手放進去的瞬間，都想直接把那隻手咬個稀巴爛。

男性服用的藥物都有各種實驗結果或是新聞，反觀，對待哭訴痛苦的女性卻用這種方式——「這點痛都不能忍嗎？」甚至連副作用都沒有完整告知。大概醫生自己也都不清楚避孕器的副作用，因為不知道，所以更加不會關心？怎麼能夠這樣隨便地對待女性的身體呢？到底為什麼會這樣？

註

1．當「原廠藥物」的專利權消失後，其他藥廠便可仿製這些藥物，造出非專利的「副廠藥物」。它的有效成分和服用劑量必須一致，但藥物的外形、顏色、味道及輔料包裝可以不一樣。——香港醫院藥劑師學會藥物教育資源中心。

我現在還活著

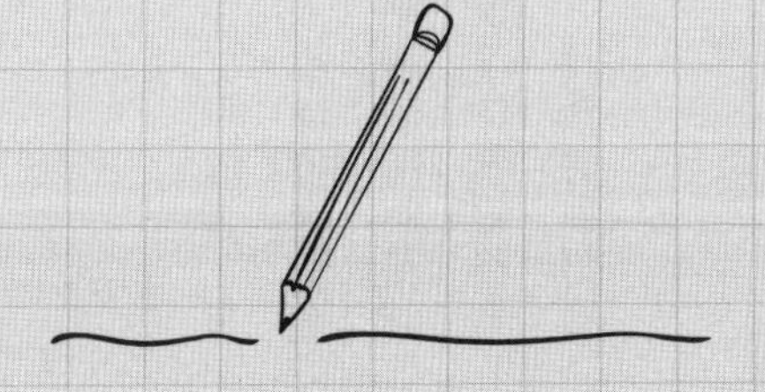

韓國有一部《精神病房的故事》的短篇漫畫書，因為頁數不多、又是漫畫，很容易令人誤會內容沒什麼深度，其實完全不然。這本漫畫書的作者，本身曾遭受過精神疾病的折磨，而且還擔任過精神病房的護士，以親身經驗講述精神病房與精神疾病患者的故事。這本書有一個章節是描寫，一位自殘的女病患住進了作者服務的病房，看到了女病患手上的刀疤，「就像瓦楞紙板的手臂」。突然，我腦海中閃過我二十歲時，曾短暫住過精神病房的回憶。

那個時候，因為錢的關係，我經常被親近的人出賣，遭到好幾次的性虐待，還受到父母們的體罰。因為各種難以承受的事，內心變得殘破不堪，進而患有重度憂鬱症，每當感受到憂鬱快要將我完全吞噬殆盡時，為了抵抗它，我就會用美工刀在我左手臂上割劃，有一、兩次險些割到動脈。我在手臂上劃刀不是為了求死，而是要求生，這個動作是為了確定我還活著。

一般人會認為，帶有這種自殘問題的患者們，是為了想要「求關注」（或刷存在感），但實則不然。這是當我精神上感到痛苦時，藉由傷害肉體，達到分散精神的注意力。普遍都認為精神可以戰勝肉體，但是肉體上的苦痛，則每每都戰勝了精神。如同脫了韁的憂鬱症，只有在血流如注的疼痛面前，能暫時消聲匿跡。

只要是正常人，無論是誰，都具有自我保護的本能。自殘患者們卻做出與本能相衝突的行為，想確認的究竟是什麼？望著從一道道傷口流出的鮮血，體悟到的又是什麼？

那就是「我現在還活著」——對人生的真實感。至少我現在是活著的，我還活著。那是種「世界還沒有放棄我，上天把我留下了」一種很薄弱的安心感。

如果想到「像我這樣的人也能活著嗎？」肯定會放聲大哭，而滾滾直流的鮮血，說明你還活著。所以，這是自殘患者們為了尋找答案：「像我這樣的人也能活著嗎？」所做的事。有百分之一的自殘患者試圖自殘，隔年馬上就結束了自己的生命，也許這些人，才是無法回答這個問題的人吧。

不只是自殘，憂鬱、過度敏感、強迫症、失眠……等，這一切的心理疾病既無法纏上繃帶，也無法明確表達是哪裡受了傷。正因為如此，也無法輕易地直接向別人吐露心聲，大多時候都只能獨自地往肚裡吞。如果了解到是因為內心生病，倒不需要無條件地憐憫和接受，但至少能說幾句安慰人的話，給予安慰。但是如果像是「心理疾病都取決於心態」、「如果能用抱著必死的決心生活，有什麼好活不下去的？」這類的話，反而會造成二度傷害。尤其是最後這句話，真的不要隨便說出口，因為很多人真的只剩下死的力氣。

第二部

既然活著，那就笑笑的過吧

弱肉強食的世界

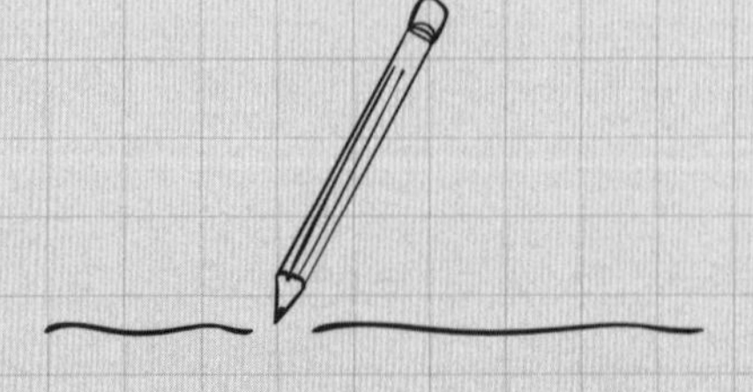

這是過去熱血沸騰的二十歲的故事。為了消退那份沒用的熱情，順便學習人情世故也賺點零用錢，開始了外送青汁（蔬果汁）的工作。做這份工作大家不需要認識我，辦公室職員也不需要知道我的姓名，只需稱呼我「青汁小姐」。才工作幾天，我就體會到這是個弱肉強食的世界。但我至少搞清楚了現況，只擁有相當於鹿科動物戰力的我，最終是無法在這個業界生存下來的。

在做這份工作之前，我還擁有滿腔的熱血，而年紀就如同從彈弓上射出去的箭，數字增加了自己卻沒有成長，只會和酒精稱兄道弟，闖過了不少大大小小的禍。

有段時間我把自己關在房裡，思考著到底身為人，不，是我這個人為什麼就只能到這種程度呢？除了我，其他人也會做這些蠢事嗎？我得到了兩項結論，不是因為寂寞，就是因為生活（物慾和食慾）。人只要感到無聊或肌餓，就會犯下各種愚蠢的行為，至少我，總是如此。

因此，我從房間裡走出來，決定認真找一份工作。「啊，絕對不能再虛度生命、浪費人生了」。雖然愛迪生發明了燈炮後，才創造了文明的生活方式，不過幾世紀以來，人類都是過著日出而作、日落而息的生活，因此我也下定決心要跟隨祖先們的腳步。在我下定決心之後，要來找我喝酒的朋友仍不在少數，但沒人敢慫恿我這個每天清晨三、四點就要出門上班的人喝個爛醉，青汁外送這份工作對身心的保養有莫大的幫助。

不過當時對於煩惱研究所學費的我，倒是沒幫到多少忙。所以，我還是上工讀求職網找看看其它工作，恰巧找到一個過去曾有相關經驗的咖啡廳服務生工作。

雖然在鄰近弘大的咖啡廳打工，但這間店不是網紅偏愛的文青咖啡廳。而是只有在中午十二點到六點賣咖啡，一到晚上六點就會關上咖啡機，然後搖身一變成為播放熱門音樂的熱鬧酒吧。牆上貼著穿著清涼美女的啤酒海報，還有燒酒品牌廣告代言人的人型立牌，但同時也陳列著法式優雅的名牌咖啡杯等，這是一間國籍不詳的「日間咖啡，夜間啤酒」咖啡廳！

這裡白天時間主要的客層多為超過六、七十歲的老人，在做「青汁小姐」的時候，不需要知道姓名，但在這裡還有客人會問我姓什麼。早上店長向常客介紹我是新來的工讀妹妹，老人家們都會問我：「你姓什麼？」雖然我不清楚到底為何好奇我姓什麼，不過當我回答：「我姓金」，他們就點點頭。

「原來是Miss金啊，請多多指教，Miss金。」

稍微閃神後回過神的我心想：「我現在該不會成了穿越時空主題的主角了吧，叫我Miss金？我以為這種稱呼連八零年代的電視劇也不會出現，沒想到現在還會聽到啊！」

從那之後，「Miss金，我要一杯美式咖啡」、「Miss金，給我卡布奇諾」、「Miss金，你今天穿得很漂亮喔！要去哪裡嗎」、「Miss金，你何時嫁人啊」，一直Miss金、Miss金的叫……這該如何是好啊。所以，Miss金（就是我）能做的就是盡最大的努力，從中午十二點到六點帶著笑臉送上咖啡。而從凌晨五點搬運及外送青汁，一天大約工作十二個小時。

凌晨拉著青汁手推車，午晚餐時間端著咖啡托盤時，Miss 金有了很多想法。有一天，想著比起坐在書桌前，用身體工作能學到更多東西，辛苦地擦拭著咖啡廳的落地窗時，經常出現的優雅老闆娘走了進來。她是店長的母親，梨大畢業的她，行為舉止就像是當年的校花般高雅大方。那天她抱著新鮮的花、以及亮麗的她一起進到店裡，咖啡廳的氛圍立刻變得華麗起來。店長和我同時說：「天啊，好漂亮的花！」老闆娘立刻把花拿給了我，雖然我不記得花的名字，但它不是花束，是插著三、四支花的花盆。老闆娘對收到花盆不知所措的 Miss 金，不，對我簡潔地說了：

「去種花！」

然後用下巴示意我看向隔壁大樓和我們大樓之間，正好有一塊如熨衣板大小的土堆。不過許多醉客會在那裡小便，所以不是很適合種花，當我腦中因複雜的想法而發楞時，老闆娘催促了我：

「你站著幹嘛，還不快去種！」

「是！」叫我種也只能種了。我抱著花盆往土堆方向走去，不過也沒有半支鏟子，我要怎麼挖土，然後把花盆裡的花一枝枝種下去呢？當我正蹲在土堆前傷腦筋時，老闆娘站在我肩膀後方再三督促我「快點種下去」。沒辦法了，就算徒手也得挖了，現在老闆娘的表情擺明了就是叫我「趕快做」。認真的臉上用十六級字元大小地寫著「你不是有手嗎？愣在那裡幹嘛」。突然一陣靈光乍現，我趕緊跑進店裡去拿開瓶器，雖然用它挖土，不如鏟子來的有效率，不過終於也可以開始鏟土了，人類還真是會利用道具的動物啊！

老闆娘正在背後盯著我看，看到我奮力挖土的樣子，她的臉上就會浮現微笑，我就像河狸似地認真挖著土，成功地把花盆的花全部種下去了。一直看到這裡，老闆娘才帶著滿足的表情離開了店裡。看著黑色轎車完全離開的那刻，我才丟下開瓶器，將額頭靠著牆稍作休息。

是啊，這世上不管在哪裡要學的事真的很多，遭受客人冷漠地拒絕試喝青汁，或是沒工具就被要求挖土，人生中被賦予的任務還真不少呀，我想也許以後還有更多要學習的事，而且也果真如此。

銷售和戀愛

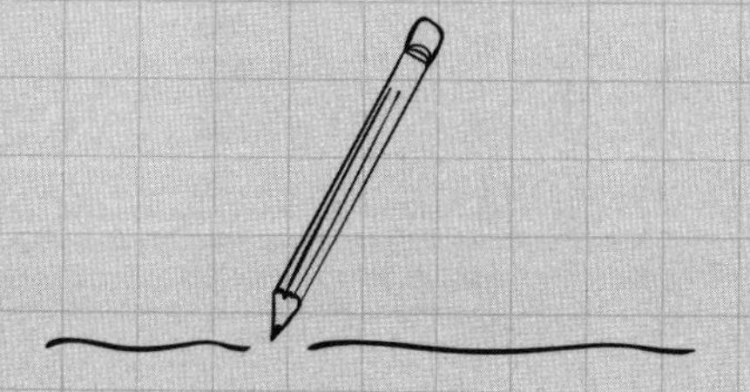

「Miss金，給我一杯卡布奇諾」、「我要一杯拿鐵」、「我要維也納咖啡」。

咖啡廳早上來的都是七十多歲的老人家，點的咖啡卻是五花八門。快要邁入四十歲的店長，打算在京畿道某處開設補習班，由於忙於籌備新事業，所以咖啡廳的生意發展有限。那些老人家每天都會來這裡報到，是因為店長的「優惠活動」。老人家們不管點什麼飲料，一律都只收三千韓元（約台幣八十元），難道這就是所謂的「敬老精神」？老人家們一邊喝著各自點的咖啡，一邊要我轉「國會廣播」頻道給他們聽（我還是第一次聽到有這種頻道）。結束青汁外送，距離咖啡廳打工的時間還有一個小時，我經常飆著摩托車趕在咖啡廳開店前抵達。

難過的是，我的青汁業績總是不太理想，青汁公司在徵才廣告上印著「徵求外送員」，不過，許多人到了現場才知道，原來自己應徵的不是「外送員」，說「銷售員」會更貼切一點。業務工作大概佔了七成；外送只佔三成。以前我只做過辦公室的行政工作，現在要主動請人試喝，真的一句都說不出來。試飲包上插著吸管，拿著請人試喝時，對於那些連看都沒看就回說：「啊，拿走」，這種反應已經再熟悉不過了。實際上會這麼熟悉，因為這是以前我在辦公室工作時常說的話──「啊，不用了，我很窮」。

我一邊回憶身為上班族的日子，一邊哼著歌曲「沒關係，我也在某段時間裡，常常傷了他人的心……」，以前也有幾位青汁阿姨，也因為我說「我不喝這個」這句話，而遭到無情的拒絕呢！總之，既然投身到了銷售的世界，就該好好學習，於是到圖書館借了五十多本關於銷售的書籍，閱讀這些書籍也發現到許多有趣的地方，例如：聞名的銷售訓練大師，很多時候都是有名的激勵講師。

更有趣的是，這些人也經常撰寫關於戀愛和兩性相關書籍。神奇的是，銷售和戀愛有很多相似之處。第一點是內部行銷，內部教育必須要執行徹底。不喜歡自己、沒有自信的人，對異性來說沒有吸引力。連銷售員自身都不喜歡的商品，是賣不出去的，好在我很喜歡我所賣的青汁。

第二點是不要把客人或者異性的拒絕，當作是對個人的拒絕。許多銷售書籍中不約而同地說：「向客人推銷商品遭到拒絕的情況，會認為是在拒絕自己，進而感到意氣消沉，這點是銷售員最容易掉入的陷阱。」其實，感情的問題也是一樣。鼓起勇氣靠近喜歡的人，如果對方反應冷漠的話，女人們就會不斷地懷疑自己——「是我今天的衣服不好看嗎」、「果然女人要再矜持點」、「是因為我的眼睛太小，所以顯得鼻子大嗎」、「如果我再瘦個三公斤應該就會喜歡我了吧……」、「頭髮染的顏色看起來很台嗎」、「我要是再漂亮一點會怎麼樣呢」、「如果工作再好一點」……等，將檢討自己視為責無旁貸（而男人們反而會認為女人太疑心病，而快速地脫身）。

第三點，反正一切都只是機率遊戲，發十張廣告傳單和發一千張廣告傳單，哪一種方式能讓你成為你的顧客的機率更高？當然是一千張。以電話行銷來說，如果隨機打電話給二十四個人，其中有七人的機率會有興趣。也就是說，如果你和二十四名男子見面，可能會和其中七人產生火花。所以，如果見面的男人少，什麼都沒發生也是必然的事。不論是客人、還是男人，見得越多，成功的機率才會越高。

但是，只有一點是決定性的不同。許多銷售專家們指出，好業績的祕訣來自於「要讓客人欠你人情」，所以要經常向客人釋出善意，使客人成為總是受惠的那方。因為人的存在，多少會有拿了好處就一定要回報的意識，這樣一來，銷售員和顧客之間的交易自然會促成。不過，不同於銷售的是，在愛情裡「人情」這件事，本身並不存在。不斷地付出、付出、再付出，但對方，尤其是男性，只會變得更加理所當然。受到銷售員關照的客人雖然會想：「那位銷售員真是親切，這麼照顧我，我都感到不好意思了。」但若是在感情裡做一位無止境付出的戀人，只會讓另一半變得不珍惜、不在乎。

在我不懂事的二十歲時，讀了一本說要無時無刻稱讚男人的書——《男人來自火星，女人來自金星：男女大不同》（Men Are from Mars, Women Are from

Venus），我就像是吃了「讚美讚美果實」（我想大家應該知道吧，出自於漫畫《海賊王ONE PIECE》），經常對著三十多歲的男朋友說：「你長得好看又帥氣」，這類的謊話。

實際上，以不高的個頭，加上壯碩的身材，不管再怎麼情人眼裡出西施，都跟帥沾不上邊。但是，某一天我們在爭吵的時候，他用嫌棄的表情看著我說：「反正，你也只是看我長得帥，才跟我交往的不是嗎！」

我的天啊，我到底是造了什麼孽呀？我很氣地回他說：「拜託你照照鏡子」，講完這句話當場就立馬分手了。對男人好的下場，就只是換來他們這樣的想法——「她看來真的很喜歡我」、「應該是我長得很帥」、「哇嗚，我是有多棒，她才會這麼喜歡」、「她完全拜倒在我的牛仔褲下」，對他們來說，沒有人情可言。那些讚美，他們全視為是自己了不起、有魅力，應當獲得的，「那個女人會對我這麼好，就是因為我值得！」「我媽也說我長得很帥！」

有一句話是說：「男人在照鏡子的時候，有百分之七十會覺得自己長得很帥；女人則是有百分之七十會認為自己很胖」。曾經我聽見了某位男性友人在照鏡子時，說了這樣的名言：

「外表如果像張東健或是朴寶劍，壓力就太大了，像我這樣剛剛好。」

所以說，女性朋友們，對長得不怎麼樣的男性就別說「長得真好看，好帥喔！」這種沒有靈魂的讚美了。就算和你分手，搞不好他在和其他女人交往時，也都會帶著「與你交往的我，是如此的帥」這樣的心態。我們無謂地奉承，只會徒增下一位女性的辛苦！在愛情裡沒有人情債，有的只是遺憾的人。

拒絕使我更強大

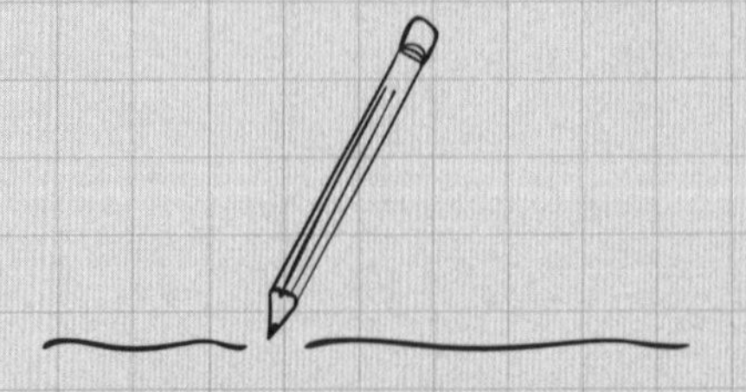

知道什麼是「拒絕極限訓練」嗎？也多虧我是喜歡新鮮有趣和愛開玩笑的個性，才能活到現在。不過，我在這個年紀，已看過各式各樣的骯髒事了。怎麼說呢？從小我就是個「悲觀主義者」。我有一位很敬愛的友人，他曾說過這樣的話：「當人類從伊甸園被驅離出境之後，就不要期待世上會善待自己。」不期待會有好事的態度說：「反而會發生不好的事吧，應該會那樣。」這種悲觀主義的態度，當實際上我碰到不幸的時候，雖然能夠緩和所帶來的衝擊，但同時我的內心卻也像遮光窗簾一樣，蒙上了一層厚厚的陰影，對人生不抱任何希望。乍看之下好像很酷，不過事實上，我只是一個裝酷的膽小鬼而已。

若用那種態度生活，當不幸來臨時腦中會想「我就知道會這樣」，使衝擊減到最低。但是當有開心的事發生，也無法真正開心起來，就像是把別人的衣服套在自己身上，很不自在，「發生的這些都應該不是屬於我的吧」，會產生這樣的懷疑。將開心的事視為異常，偶爾連人生中的小確幸都無法享受。對我們來說，究竟多少程度的悲觀才合適呢？那麼，我們就來看看大學時期的金賢真吧！

在我大學三年級時，身心都面臨著隨時會支離破碎的邊緣，放了兩年長假後才復學。在我休學期間，還有去公司上班。如果不去，就負擔不起我的學費和生活費等支出，不得不在待遇不怎樣的公司裡鞠躬盡瘁。

我死命鑽研選課一覽表，完美地將課程集中成一周只需要去學校三天。沒課的日子就到公司，連放學後我也馬上奔往公司，所幸我在公司裡是擔任作家，為了好好發揮我的創意，所以能享有不受拘束的規定，不用經常待在公司，也能順利地完成工作。但是，這個世界總是在改變，而我的情況也有所變化。

就像適合自己、穿了很久的衣服一樣，原先我已適應的公司組織進行了改組，有一組完全被換掉，並且來了一位新組長。那位組長是個好色的老狐狸，而且還把這件事公然地告訴所有公司的女職員們，目前為止牙一咬，還能忍受過去。但是，每次都用猥褻的手勢和言語，來說明自己是那樣的男人，實在是件很倒胃口的事，所以每次上班心情都很差，而我也無法倖免於他那惡劣的小動作。而且他認為，一個既不漂亮、又不乖巧的小女生，每週只有三天上整天班，剩下的出勤時間是下課後氣喘吁吁地趕來，實在太不符合職業道德。

總之，這種太平日子雖然維持了一段時間，但是我實在忍受不了他那猥瑣的說話方式。有一天，忍無可忍之下，對他大發飆了，然而可想而之的是，之後我就被勸告離職了。

幸運的是，至少能領到失業補助金。有的惡劣的公司，會懷著報復心態，不以勸告離職處理，而會要求你簽署自願離職，讓你連失業補助金都領不到，而且這種公司還不少。那陣子以來我所繳的勞保費，居然以這種方式領回，覺得「韓國這個國家進步得真快」。

後來我去了就業中心一段時間，只是沒想到中心職員們會這麼一絲不苟，果然

「天底下絕對沒有白吃的午餐」，因為在他們犀利的目光中，散發著「不會因為你們坐在這裡，就會直接讓你們領失業補助金」。你必須要將用電子信件應徵工作的證明截圖，並且列印出來，職員以如老鷹般威嚴的氣勢，查看列印內容，仔細確認應徵日期。

只要有一絲懷疑，就會用公務員制式、嚴肅的語氣問：「這是什麼？那個呢？你真的有去應徵嗎？沒有說謊嗎？」提出一連串的問題。

雖然內心有點不高興，但看到隔壁窗口時，我就忍住了。隔壁窗口有一位五十多歲的阿姨，正在說明她有去應徵清潔工作。負責的職員用著不失禮貌卻又強硬的口氣問她：「你說有去求職，我怎麼知道你有沒有說謊，如果有去面試，至少會有面試官的名片，或是蓋有『已面試』的圖章證明」。阿姨用顫抖的聲音說：「那時候急著要找一份工作，要怎麼跟對方說因為失業補助金的關係，需要請對方蓋章。那位女職員的態度明顯就是「自身沒經歷過失業，所以相當瞧不起失業者」，她看起來頂多比二十歲出頭的我大個三、四歲，那位阿姨大概跟我媽差不多年齡。

我真的很想當場翻桌，但是這並不是阿姨的錯、也不是那位女職員的錯（但是不禮貌是事實），而且在這裡發脾氣，也不會有任何改變。況且那個時候申請的幾十萬韓元（十萬韓元約台幣二千四百元）尤其珍貴，我還能說什麼呢？去就業中心的日子，一天都沒少過，而且無論什麼時候去，心情都是那樣憂鬱。

時間一到，少得可憐的失業補助金就會自動匯進我的帳戶，即使生活拮据，但我抱著「感謝上帝！賜我吃穿」的心情，去超商花五千韓元（約台幣一百二十元）買了啤酒來喝。雖然那時候的我還在上大學，但是我真心不想再去就業中心了，所以我更加認真、瘋狂地去找工作。不過，我畢竟還沒畢業，而且年紀又輕，也不是多有才能的人，可想而知，要找到適合我的工作並不容易。投遞了上百封履歷，去了幾個地方面試，終究我得到的是更多拒絕。

好不容易能以自由工作者的身分接案，對方說他們請款程序上怎樣怎樣的，尾款居然五個月後才給付。那邊的工作結束後，過了幾個月，他們又來邀請我一同製作新專案，那時的我依舊是一個窮大學生，但是我不想再和那間公司合作，就像我不想再踏進就業中心一樣。

總結來說，大家都活下來了。先前上班的公司在各種批評的聲浪中，還在繼續經營著，裡面的同事們也都過得好好的，就業中心的職員們應該也都過得不錯，希望曾經用顫抖的聲音說：「怎麼請對方蓋章」的阿姨也過得好好的。雖然我內心希望「那些欠錢不還的狗男女全都死光光！」但是這樣詛咒活人也是種罪過吧……。

我覺得跟幾年前的那段時間比起來，現在內心變得正向許多，也克服了貧困，因為在就業中心的時間裡，透過電子信件、電話與面試官面談，遭到了許多拒絕的緣故。因為被無數次拒絕，也都跨越過來了，所以現在不會那麼容易受傷了，這是在就業中心裡唯一獲得的「好處」。

就算有討厭我的人、想做的事泡湯了、有人謾罵我、戀愛不順利，這些我都不太會被影響了。若說到拒絕，我已經充分地體驗過了，曾被拒絕了數十次、數百次。拒絕，是支撐我的力量，雖然被拒絕的當下感覺糟透了，但是當內心有「又要被拒絕了嗎」的時候，就會覺得「其實那段拒絕極限訓練的時光，也不是什麼壞事嘛！」

職場的辛酸回憶

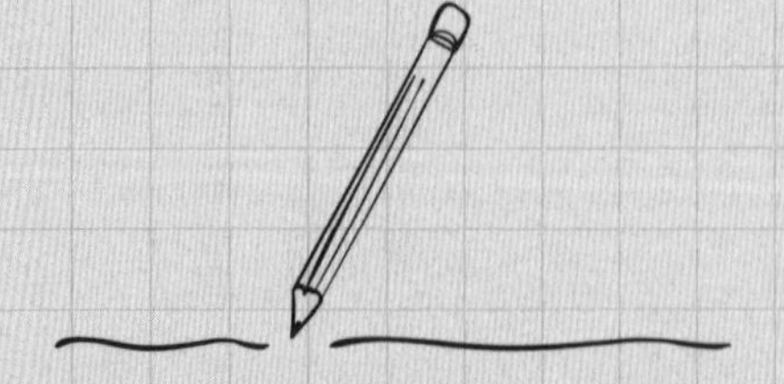

十年前，我曾在某間線上遊戲公司上班，那並不是自己自願去工作的，而是因為我那純樸天真的父母親接觸到了直銷，妄想能夠靠它賺錢，就算推銷得很賣力，磁石床墊也一直躺在家中的倉庫裡。磁石床墊堆積的數量，相當於在那些床墊底下丟了幾顆豌豆仁，然後邀請豌豆公主來住宿的厚度。還有機能性襪子多到，社區裡每人都能發一雙。另外還有低頻治療儀，一次全啟動搞不好連死人都會唰一下地站起來，倉庫全塞滿了這些東西。那麼這些東西的費用由誰負責呢？作夢也沒想到，居然是剛從大學畢業才二十五歲的我。

當時我準備的電影劇本正值發表前夕，懷抱著要在這個世界闖蕩的熱情，並與畢業一同正式展開，誰知父母怯生生地告知我家中的負債。那個數字是，我必須要去職場上班，每個月最少要還五十萬韓元（約台幣一萬二千元），而且要連續三年。當時爸爸說每天會去教會上班，其實並不是，他為了省錢，利用鄉公所的健身房，早上時間和社區裡的牧師們一起打保齡球健身，所以，我跟爸爸說他的牧師職，只有在晨間祈禱時、星期三和星期日比較忙碌，拜託他能不能去找個大樓管理員的工作，但是爸爸雙手抱胸，雙眼緊閉，沉重的開口說：「我是……利未人！」

「你說什麼，請再說一遍？」我懷疑是不是聽錯了，說什麼利未人，爸爸，那些人居住在巴勒斯坦吧。出身在慶北英陽郡的爸爸，居然說他是利未人，明明是金氏，是在胡說八道些什麼啊？因為在聖經中，十二支派佔領了迦南地，在平等分配土地時，其中利未支派什麼都沒有得到。雖然他們沒有分到土地，但是會幕或聖殿內一切的事物都由他們管理，其餘的十一支派則須在獻祭上獻出自己該負責的份。生活在二十一世紀韓半島的韓國爸爸，現在主張自己是利未人，換言之，剩餘的十一支派必須供養他。但是，他的子嗣只有我一個人，於是我要背起這十一支派的責任？

媽媽比爸爸稍微來得有點良心，她去家庭餐廳裡洗碗打零工。偶爾會向我哭訴有一個年紀和我相仿的經理，總是在工作上找她麻煩。聽了幾次媽媽的抱怨後，我馬上問她說：「那個人叫什麼名字？」接著一片沉默……。媽媽突然變換表情，搖搖頭、擺擺手說：「沒事，沒事，出了社會本來就會遇到這種事，沒關係，只是我太累了，所以想抱怨一下，她其實沒什麼惡意」，「不是，我只是問你她叫什麼名字」，「唉唷沒事啦，算了吧。她也只是做經理該做的事，當我沒說過。」

媽媽到頭來都不告訴我那位經理的名字，我又不是會拿牛排刀刺死她，但媽媽堅決不說。也許，她是擔心我留下前科、或怕經理哪裡有殘缺，諸如此類的事發生，所以才閉口不提。

既然要去上班，當然會想從事自身感興趣的工作。因為我很喜歡電腦遊戲，也曾在電腦遊戲雜誌的繁盛期，做過筆者，讀大學的時候也曾在遊戲公司上班，賺取學費和生活費，也就自然地朝這方面打聽。履歷表最少投遞了有五十封，但是打來聯絡的公司不多，有一間中等規模的遊戲公司打來，但是，就在確定錄取該公司之後，也接到了A級公司的來電。

傻傻的我，認為一定要對錄取自己的公司效忠，所以我連A級公司的面試都沒去參加。之後，知道這件事的公司同事們，都笑我是個笨蛋。如他們所言，真的是一件愚蠢的行為。

這間公司在IT企業中來說，是少數薪水沒有遲發過的公司，因為它是製作汽車零件的（以壓迫勞工聞名）龍頭企業的子企業。母公司的會長起初是在仁川撿螺帽、螺絲來賣，白手起家的零件公司。他想在二十一世紀擁有一間IT公司，創建我們公司就像蓋便利商店一樣快速，並且讓同父異母的弟妹擔任社長。「會長」支配著我們所有人的生活，會長家的網路如果連不上，不是打電話給電信公司，而是讓程式組組長停止手邊工作，馬上到他家查看。而會長養的豐山犬[1]的狗屋地暖安裝工程，要由會計組室長去監督。

而這豐山犬還另外有「犬秘書」跟隨著牠，這隻狗會出席會長所有的行程。狗兒有四隻腳，走走路應該不成問題，不過擔任最年輕的「犬秘書」，把小牛大的狗當作吉娃娃抱著，會長所到之處都跟著同行。我有點擔心那隻狗的腳會不會因此退化，不過會長不管去哪，都會和抱緊狗狗的秘書，威風凜凜地同進同出。

在我進到這間公司之前，聽說有一次，會長得知我們的線上遊戲人氣排名並不高，在遊戲公司執行長會議中，氣沖沖地進到辦公室。閒著沒事的人全都已經下班了，只剩下勤奮的員工們在加班。但是，會長讓他們一字排開站好「檢討」。工作認真卻被檢討，當然會感到委屈，其中一人馬上遞了離職信，選擇回到大邱發展。會長得知消息後，馬上叫司機開車去大邱。結果，該名員工被載回公司，我想大概是他怕拒絕會長後，身上會被綁滿汽車零件，然後投入濟物浦[2]港口，才勉為其難地搭上車吧。

過去經歷過的事，不管什麼事我都可以寫出實名，到目前為止，唯一只有這位會長的事件寫得最含蓄，因為我沒有勇氣身上綁著汽車零件，在濟物浦港口潛水，所以到現在還不敢寫出他的名字！

會長的尊容我只看過一次，在金福酒[3]燒酒吉祥物的外貌下，有著零毛孔的水煮蛋肌，我還沒見過誰的皮膚比會長來得更有光澤。

他從美國留學回來的兒子，似乎也沒能遺傳到他爸爸那光采動人的膚質。年紀和我相仿的王世子（即會長的兒子），想要回來韓國做藝人、當歌手。要是他有他爸爸的一半就好了……。

某一天，據說會長為了交貨，前去拜訪合作的公司。在員工餐廳遇到了對方公司的副社長。交貨的龍頭和收貨的第二把交椅，誰會先出聲問候呢？在位階模糊、緊張的僵持下，結果會長率先大聲飭令說：「你這傢伙，不打招呼嗎？」要是他的兒子有和他一樣的魄力，肯定馬上能在歌謠界掀起一陣旋風，不過那種氣魄，看來並沒有遺傳給後代。

說實話，隨便打開一間KTV的房門，比會長兒子會唱的素人比比皆是，但是，沒有人有勇氣將這個事實告訴會長。會長兒子唱的幾首歌，主要都是圍繞在不倫戀和婆媳問題的早晨連續劇的插曲。當時身為企劃組的我，在公司要求下，我加入電視台網站會員，到連續劇留言板上留言。偏偏，每當不被任何人諒解的不倫情侶出現時，就會出現會長兒子溫柔的歌聲。

我戴著耳機，寫了一句又一句違背良心的留言。「不知道是不是因為力燦（假名）哥哥，那溫柔又甜美的聲音做為背景樂，明明知道這兩個人在公司展開令人無法饒恕的戀情，但又感受到內心隱隱作痛的愛情，這大概就是歌手的歌聲所擁有的魔力吧！希望能聽到帥氣迷人的力燦哥哥更多作品！力燦哥哥加油！」

按下送出鍵，有幾分鐘沉浸在自我嫌惡中，無法動彈。

還不只這樣，所有分公司職員一早到公司上班，首要之務是打開搜索引擎，輸入王世子的名字五十次，其他工作則可以稍緩。雖然也有專門公司可以委託，不過從會長善用自身的「人力資源」、以及靠著撿螺帽或螺絲白手起家的態度來看，成為韓國前百大企業公司的祕訣也能略知一二。

我是希望王世子能夠有嚴厲的經紀公司對他說：「就叫你唱歌要發出一半空氣，一半聲音的唱法！你怎麼就是聽不懂，厲害的投手不是球丟得好，是因為他心臟大顆，小子，你不長心的嗎？為什麼老是這樣？」試試殘酷的練習生之路。

但是無論何時，會長看的格局都比我高，反正已經設立了這麼多間分公司，他不在乎多設立一間經紀公司。經紀公司的社長就是王世子，所屬歌手也只有王世子一個，那時他和其他富二代一同上節目，聽到「媽朋兒[4]」一詞，靦腆地笑了一下說：「其實父母親都很嚴厲，所以在美國留學的時候我還擔任地陪，自己賺生活費。」我們全體都冷笑出聲「真虧你說得出口啊。」該不會是你爸爸交代你說這種話吧？難道「說謊也好？」

對於少爺沒有「爆紅」，感到鬱悶的會長準備了一個大型活動，那就是，王世子捐贈孤兒院六億韓元（約台幣一千四百萬元），然後去那邊陪孩子們玩耍一天。

他為了提高兒子的知名度，不是六百萬韓元（約台幣十四萬元），而是一天就花了六億韓元的規模，就算是一般老練的賭徒，心臟也無法輕易負荷吧！會長的格局果然不同，真是令我歎為觀止。不過那件善行最終也僅止於媽朋兒的稱讚，輕描淡寫帶過，人氣並沒有因此水漲船高。

之後，剛好有位名編劇的周末電視劇主題曲，由他擔任主唱，與其說是王世子的實力，分明是受那位了不起的會長之（好）託（處），才有這個機會吧。雖然誰都沒有把這事實說出去，不過大家都很驚訝地想：「那些油水錢不知花了多少？」將我那自稱自己是利未人的爸爸，和為了兒子，一天就蒸發了六億韓元的會長相比，同是父親的他們真是天壤之別。這感覺簡直就是在看「窮爸爸和富爸爸」現實版，或許，會長絕對不會因磁石床墊或機能襪受騙吧。

王世子的專輯一發售，苦差事就等比例增加。有一天，收到一封業務指示的電子郵件：「一早上班要先在搜索引擎裡輸入五十次他的名字，然後每天要到所有數位音樂網站點播他的歌曲，管理人員們必須迅速將該連續劇的主題曲設為鈴聲。」

多虧這個鈴聲，開會時鈴聲一響，全部人員都以為是自己的手機在響，拿起來確認不是自己的手機後，難為情地放下說：「這首歌真好聽，呵呵呵！」如同瞬間破掉的肥皂泡泡般，說了沒有意義的對話。

除了使用數位音樂網站，接著就是要去買ＣＤ。不知道這是不是公司良心的底線，並沒有強調要我們自掏腰包去買。買完ＣＤ後，由於ＣＤ的發票無法作為請款證明，只能用等價的餐費發票來請款，於是職員們開始費心收集周末外食的發票，或是努力取得收據。我不知道為什麼我非得做這件事，但是我也沒有勇氣獨自站出來說：「我不感興趣，也不愛聽歌，所以我不買！」更加沒有勇氣投身濟物浦港口，於是我打算像蟒蛇翻牆一樣拖拖拉拉，蒙混過去，所以遲遲不去買。

那個時候，因為我的憤怒指數也已漸漸攀升，如果有人過來問我「你為什麼不買ＣＤ」、「不是說要趕快買嗎？」的話，我隨時都會反抗，內心猶如狼一樣戒備著「只要有人來招惹我，提到這件事，」我就像條瘋狗低吼警戒，隨時做好吠叫的準備。此時，瘦如牙籤的經營企畫組組長，悠悠晃晃地朝我走來。

之前我在公司茶水間用微波爐加熱食物，由於時間設定過長，差點導致微波爐爆炸，他因此受了不少苦。不僅向出動的消防人員道歉，還一路送他們回去消防局，也一一去向抗議煙味的其它公司鞠躬道歉，並說明原因。特別是其他公司職員來詢問這是什麼味道，看到他彎腰向他們道歉的樣子，我有種虧欠他的感覺，不是感覺，是真的欠了。然而，還債的時候到了，組長走到我的座位旁開口問我：

「賢真，聽說你還沒買ＣＤ……。」

我對他說：「哈！哈！哈！因為工作太忙，一不小心就忘記了。要趕快去買對吧！我下班就馬上去買。」

最終，我也買了ＣＤ，然後到處收集發票作為報帳的憑據，結果公司只付給我們ＣＤ錢等值的「餐券」，大家都很氣憤，心中盡是對會長和王世子的不滿。但是，我們這種平民百姓如此強烈的仇恨，他們這種人大概也看不出來吧。

強迫我出去工作的利未人爸爸，和給兒子一間他可以隨心所欲的公司，一天就可以花掉六億韓元的會長，這能同樣被稱為父親嗎？望著我的電影編劇夢如落葉般一天天枯萎，每天在留言板上草草寫著「力燦哥哥的歌是連續劇的靈魂」無聊的字句時，王世子應該正在進行歌唱訓練吧。其實從小生長在不富裕的家庭，過著一般生活，呼吸相同的空氣。但是，我第一次見識到債留子女的父母。

雖然如此，所幸我並不羨慕他，因為萬一連幫他設立的經紀公司都沒做出一番成果，會長可是會生氣大罵說：「路都幫你開好了，你為什麼還做不起來啊！」

但是，會長並沒有那樣做。不久前上網搜尋了王世子，他還是未能大紅大紫。如果專輯活動不成功，我希望他能傷心、痛苦地說：「啊啊，我的才能……就只有這種程度嗎？」但是在 IG 上發現王世子仍然開朗、愉快地度過每一天，因為他完全不需要煩惱金錢。在資本主義的社會裡，不用賺錢也能生活是一件多大的祝福啊！跟過去相比，臉上漸漸有些歲月痕跡的他，依舊開朗。

在公司上班的那段期間，我是真心希望他能紅。如字面上所說，希望他快點「紅」，這樣我們才能脫離五十次的搜尋，也不用去各個音樂網站上按連續播放。但是，在離開公司好一陣子後，現在我的想法是「小子，你可不能紅」，你都已經過得這麼好了，還有一位不惜在精神和物質上支援你的爸爸，如果還讓你紅了，這世界不就太不公平了嗎？你就像 IG 上的那樣，悠哉從容地生活吧，反正你也不用去賺錢，演藝方面表現不成功也沒關係，你就和住在屋頂上，狗屋還有暖氣設備的豐山犬好好相處吧。那麼，保重啦，力燦。

註

1．朝鮮半島特有犬種——北韓國狗，原產地為北韓兩江道金亨權郡（原稱豐山郡），個性忠誠、兇猛，傳聞還能打敗朝鮮虎。
2．仁川的舊稱。
3．燒酒的品牌名稱。
4．指「別人家的孩子」，媽媽朋友的兒子的縮略語，形容什麼都做得很好的人。

乾淨的血

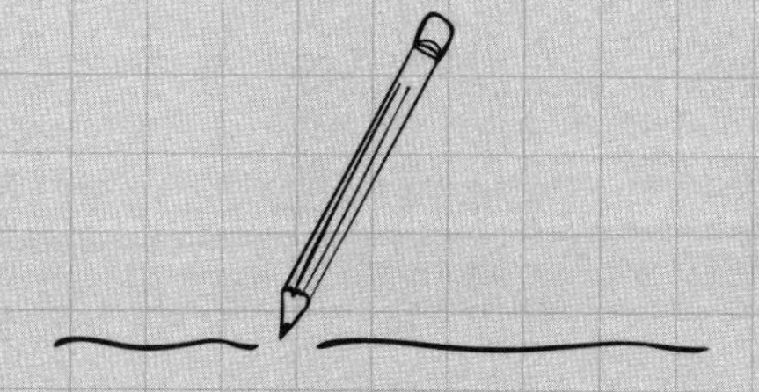

雖然在一間地位不如豐山犬的公司裡工作並不是很開心，但偶爾還是有開心的時刻。就像家人一樣，公司同事亦是我無法選擇的大家庭。甚至，實際與他們相處的時間比家人還要多，算是另一個家族了。工作時間一天至少九個小時，如果加班到半夜，就有十五、六個小時了，這不叫家人還叫什麼？而且也都是無法自己選擇的，這一點也是相同的。

我在企劃組負責劇本和遊戲設計，小我一歲、相當大男人主義的釜山男孩，以社會服務要員[1]取代服兵役，進到我們公司。座位在我旁邊的他，公然藐視我的存在，相反的，對代理和組長卻是百依百順。他在聊天程式上的暱稱是「宮本茂」（《超級瑪利歐》等各種王牌遊戲的開發者），感覺上他是一個對遊戲有著偉大抱負的青年，所以看到我的時候大概會覺得「女人懂什麼遊戲」，擺出一副瞧不起的態度。在當時蔚為流行的《魔獸世界》，雖然我玩得很菜，跑的同時無法往後看，但也當了好一陣子的電腦遊戲雜誌筆者，讀大學的時候也有過幾次設計套裝遊戲的經驗，所以不是乳臭未乾的新進人員可無視的程度。

起初，這小子太討人厭了，好幾次氣得我火冒三丈，我決定乾脆變更作戰方式。這小子的名字叫哲修，當哲修一進到辦公室，我就用甜甜的聲音，展現世上最親切的問候說：「我們哲修來了呀~這邊有杯姐姐泡好的咖啡。」

開會的時候，我會鼓勵地說：「我們哲修的提議真是有創意，大家說是不是？哲修真是不可多得的人才。」在午餐時間如果有好吃的小菜，我就會放到哲修的盤子裡，然後說：「我們哲修多吃點，要健健康康的喔~因為哲修可是我們公司裡的寶貝呢！」說了一堆口是心非的話。

這種沒有靈魂的稱讚正如火如荼地展開。「我們哲修，我們可愛的哲修，嗯~哲修你想知道什麼呢？」每次結尾一定會加上他乖巧、可愛的謊話。但是，從某個時刻起，那個謊言居然成真了，我真的感受到了哲修的可愛。不管哲修是真的、還是裝的，在我總是先釋出善意之下，他也改變了先前只會回答「喔」、「不是」的不屑態度，並開始叫我「姐姐」了。偶爾也會跟我訴說他的心事和煩惱，哲修和我只要有什麼事，愛喝酒的我們，就會來上一盤蟬蛹和一瓶燒酒，對於我們公司和韓國遊戲的未來發展，一聊就是好幾個小時。哲修和我雖然無法經常見面，但是直到現在還維持深厚的友誼。

除了哲修，我們企劃組的同事人也都很好，我們四個人很合得來，金代理和營運組的職員已經結婚生子了。某一天，我看到金代理臉色蒼白，在辦公室裡到處詢問人，那時我剛好想起明天是我久違的休假日，於是開心地想：「明天我要睡到自然醒，然後窩在家裡閱讀從圖書館借來的書籍，好好地消磨時光……」突然，金代理神情緊張，抓著我懇切地問道：

「賢真，你是 B 型對吧？」

當時人們還處在迷信血型之說的時期，例如：A 型的人很小心眼、B 型的人很大方、O型的人很隨和、AB型的人是外星人……。代理的臉上寫著：「拜託，你一定要是B型，你看起來就像B型啊！」不過遺憾的是……我是A型。在我向臉色又轉為蒼白的金代理詢問了原委後才知道，原來他的孩子早產，急需輸入B型血，而且捐血對象的條件要不菸不酒、二十一歲以下的男生。這種男生哪裡會有啊？他說這是最理想的條件，實在沒有的話，想說找相同血型的人也可以，加上我平時看起來像典型的B型人，所以滿懷希望地來問我，結果卻又落空。代理無力地轉過身去，我抓著代理的肩膀問要是孩子沒輸血會怎麼樣，代理沒有回答，但是看到他一臉烏雲籠罩的表情，我想「大概會很危險吧」。在那之後，我就開始瘋狂撥打電話，「需要二十一歲以下、B型不菸不酒的男生」，在我簡潔的要求下，大家的反應和回答一律都是「喂，這世上哪有那樣的男生啊？」

是啊，聽到這種條件的心情，就好比是「找到獨角獸將牠的角磨成粉，給孩子喝下去」，我還一一向「普通」朋友們留下聯絡方式，決定把目標轉向教會。會存在不菸不酒、二十一歲以下的B型男生的唯一團體，恐怕也只有「耶和華見證人」

了。因為我知道他們過得有多聖潔，所以將希望都放在那上面。

當然耶和華見證人是不接受輸血的（跟他們的教理有關，所以他們禁止輸血。）我周遭的耶和華見證人大多是一些逃兵，是叛教離去的傢伙們。不過因為聖潔的生活方式已成為他們身體的一部分（例如不抽菸、不喝酒），所以那乾淨的血是與我目標相吻合的寶物。

雖然是珍貴的休假日，除了耶和華見證人，我還動員了各種人脈，募集二十一歲以下的Ｂ型男生，在大方洞的捐血之家前面集合，我想讓這些孩子們排隊血檢，直到適合的結果出來。第一位好心人士抵達，他穿著軍服，我不認識他，他是朋友的朋友的朋友，昨晚在夜店一起玩的男人。

據說他是放假出來，快退伍的班長。由於不能帶著整身酒氣回部隊，所以昨晚在夜店只有開心地跳舞，本身也沒有抽菸。我覺得比起日行一善，其實更像是對朋友的朋友的朋友有好感而來的，不過，不管怎樣都是一件值得感恩的事。

前來捐血之家的 B 型男生，有幾位是源於耶和華見證人，班長青年最先做完血檢，工作人員面露微笑地說這血液很適合，用這個就可以了。因為要輸血給小嬰兒，所以抽了不少血，並交代他要多補充營養。而等待中的耶和華見證人候補們可以不用抽血，直接回家了。我到鄰近的雜貨店買了許多漂亮的熱帶水果，把水果遞給他，九十度鞠躬向那位好心的班長青年道謝，他說很開心能夠幫到小孩子，然後他就踏著有點虛浮的腳步離開了，看起來血量好像抽得有點過多了。

隨後代理的擔心就像被橡皮擦一抹而去，他開心地抓著我的手問到：「你和他是怎麼認識的？」我回答說：「你還是不知道會比較好……」代理是一位聰明人，所以他沒有再追問下去。對他來說，就算是罪犯也沒關係，只要是符合二十一歲以下、不菸不酒的 B 型男子的乾淨之血，就已經心滿意足了。

就這樣，我那天的休假也飛了，隔天上班的時候，代理的小孩度過危機的消息，也在辦公室不脛而走，有一位理事笑著走到我的座位面前。遊戲公司除了做遊戲測試，試玩當紅的遊戲自然也是工作的一部分，因此，在辦公室裡幾乎所有人都戴著耳機做事，當五、六十人都戴上耳機，聚在這間不大的辦公室裡，就像寺廟一樣安靜，連掉了一根針都聽得見。理事拍拍我的肩膀說：「聽說昨天你做了一件大事？幫助金代理的孩子度過危機，真是太好了，能及時輸血真是太好了，聽說捐血的是你朋友？你們怎麼認識的？」

我感覺到戴著耳機的那些人，耳朵都豎了起來，我心想還是不要公開那位善心人士的身分會比較好，所以打算笑笑帶過。但是，理事好像沒聽到答案，就不打算從我位子離開，在他幾次追問下，我也只好照實回答。在大家戴著耳機、鴉雀無聲的辦公室裡，我的聲音顯得很是響亮。

「他是昨天晚上，在夜店和朋友的朋友的朋友一起玩的人。」

瞬間理事的表情變得很微妙，不好說什麼，那些戴耳機裝作沒聽到的人，一聽完就「呵」笑出聲來。「哦哦，原來是這樣，做得好」，理事形式上回應完後就離開了，在這安靜的狀態下，我感覺相當尷尬。

但是很慶幸朋友的朋友的朋友，昨天有去夜店玩，更慶幸有認識新朋友，要是朋友的朋友的朋友昨天沒去夜店，可能孩子的性命就不保了，這夜店去得真是時候！多虧有那位阿兵哥捐好捐滿的血液，孩子的小命才能得救，還健康地舉行抓週宴。我去參加抓週宴時，孩子的爺爺，也就是金代理的爸爸，馬上向我鞠躬問好，接著緊緊抓著我的手鄭重地說：「真是太感謝您了，幸虧有您，我家孫子才能活下來。」

一想到那位快退伍的青年，內心就會升起一股感恩之情。提著我買給他的水果，搖搖晃晃地離開的他，現在在做什麼呢？還是一樣會去夜店玩嗎？我連他的名字都不知道，只知道他是「朋友的朋友的朋友在夜店玩的男伴」，我沒有任何私心，只是單純想祝他好運。不管你在哪裡、做什麼，都祝您日子過得幸福，然後真的很謝謝您，您那乾淨的血。

註

1．類似台灣的替代役，意旨不用到軍隊服役，而是在國家機關等地方履行公益的業務制度。

誇張的面試

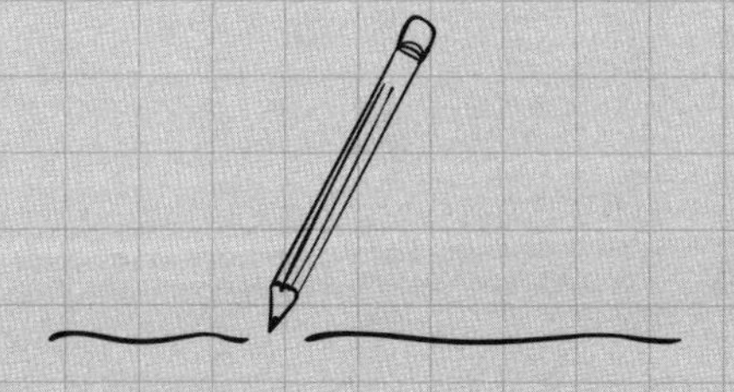

「哇！這個人文章寫得真好。」當我正在煩惱每個月要償還的助學貸款、以及大學畢業後該何去何從。完全看不到未來，感到非常茫然的二十三歲的我，邊灌下啤酒邊盯著這篇文章。字裡行間，我感受到他是一位既聰明又有才華，雖然冷嘲熱諷，卻是富有同理心的人，因此反覆讀了幾遍。

酒精激起我莫名的勇氣，文章最後有他的電子信箱，看起來就像是瘋狂粉絲的崇拜信，也像是想找人發牢騷、或是想要引起他的注意，反正就亂寫一通寄過去——「我認真看完你的文章了，要不要找個時間一起喝一杯，我請客！」酒醒後，看到信件內容真是羞愧到無地自容。

「真希望他不要把這封信當一回事。」但是他回信了，而且，他看完我不禮貌的內容後，一一說明自身感到有多不爽，他問說：「你知道對我提出這種要求的女性（男性）有多少人嗎？就因為在的位子比別人顯眼，你知道我經歷了多少大眾這樣無理的要求，而感到的疲憊和痛苦嗎？」

酒醒後，我整個恢復精神，雖然我不如那個人有名，但是當我有一陣子成為話題時，也曾收到過不少荒唐的邀請或是請求。但至少，不是像現在網路肉搜的年代，多少感到慶幸。怎麼說我也遭遇過相似的事件，那時也久久不能忘懷，我卻居然對別人做出相同的行徑，真是感到太丟臉、太抱歉、太慚愧了。

於是，我按下了「回覆」鍵，逐字逐句冥思苦想，寫道：「昨天我喝得太多了，不過對老師的文章感到很有共鳴，所以才寄了那封不禮貌的信。是我思慮不周，除了我以外，沒有考量到您也會受到其他人打擾，造成您的不悅，真是抱歉，我正深深地反省中，往後的日子我也會繼續以讀者的身分，默默地替您加油打氣。」

反省文的內容大概就是這樣，對方馬上又回信了。「難道我的道歉文是哪裡出了問題嗎？」帶著忐忑的心情點開信件，卻是我意想不到的回覆內容。

「所以，我們何時要去喝燒酒呢？」

我不喝了！明明先前還嚴厲斥責了我一頓，喝什麼燒酒？就這樣，我馬上把他忘得一乾二淨。

這件事，從發生到現在已經過了五年，我也知道他現在在某個媒體公司擔任負責人，我也曾經替這間公司寫過幾次文章，某天工作人員來電告知要徵選新編輯，問我有沒有意願參加。在倒數第二間公司上班時才知道，「雜誌編輯除了要負責每月的月刊還要編輯雜誌，除了月初的三天休假日，基本上沒有休息日，要奉獻全部的時間和精力」。要是現在了解原先的工作內容，肯定會鄭重地拒絕。但是當時的我根本不清楚雜誌工作有多辛苦，加上在會體罰的會長所創立的公司工作，身心正漸漸頹廢，因此對新鮮的工作格外感興趣。

而且那間公司的大樓就在我原本公司的隔壁，職員們經常會去那間公司的內部餐廳裡吃午餐。當然大樓也比我們三層樓高的公司還要雄偉，於是泛起想去那邊上班的念頭。我跟對方回應有意願參加編輯面試，要是合格的話，就能向別人炫耀，遞出名片告訴對方「我在這裡上班」，想到這裡就感到些許興奮。想必那位負責人不記得我了吧，收到一封「一起喝酒」的信，那段薄如宣紙的情分。

總之，書面資料順利通過，負責人和所有編輯都聚在一間寬敞的會議室裡，剩下面試的階段。我認為這間公司不是一個死板枯燥的地方，我覺得不要穿著深藍色套裝（直接寫著「我想就業！」）會比較好。所以我決定穿上我喜愛的白色連衣裙，搭配小顆珍珠項鍊，以及穿上樸素、低跟，但是會發出「喀拉喀拉」輕快聲響的高跟鞋，抵達面試場所。

所有編輯一一入坐完後，他神情凝重地，一張一張翻閱我的履歷表、自傳和作品集。我一進到會議室先問候「您們好」，他循聲看向我，那一臉嫌棄的表情，就如同看到什麼產業廢棄物一樣，接著，他就把我準備的書面資料往上一丟，「嘩」地飛散在空中！等等，這是哪招？

看著白色Ａ４紙在空中飄散的同時，「我以為這種事只會發生在電視劇裡，沒想到卻實際發生在我身上！太可惜了！要是發生在別人身上，我一定會笑得更誇張！」生平第一次遇到這種情況，我也不知道該如何是好，只能像長栍——韓國守護神一樣呆站著。我偷看了總編輯一眼，他也是一臉不知所措，看來這種情形他也是始料未及。

「但是，我有這麼差勁嗎？當然是很差勁，而且很不足，但是也沒差勁到需要把我的個人資料丟到空中吧……」雖然內心這麼想，但並不感到生氣。只是因為太過無語，感覺我下一瞬就會「噗哈哈哈」的笑出來，所以，我一直低著頭裝作很失望、很難過的樣子，其實是在努力掩飾我快要笑出口的想法。他把我的畢生經歷丟到空中之後，果然他用了典型的電視劇的語調，瞬間把我從面試這關淘汰了。

「不滿意、不滿意、不滿意，這華麗的履歷表、豐富的經歷、優秀的作品、還有，那像江原小姐[1]一樣漂亮的臉蛋，我都不滿意！」他說的漂亮絕對不是稱讚，反而更接近諷刺的意味。該怎麼形容？「不要露出一臉傻白甜的模樣」，大概是這種輕視的味道吧。但是對於這人一句漂亮，可以同時包含汙辱和瞧不起，令我大吃一驚，世界果真很大，大到讓我顯得微不足道。

總而言之，最上位者不滿意，你還能怎麼辦？就是光速出局，只是對介紹職缺給我的編輯們比較不好意思。不滿意我的履歷表、不滿意我的經歷、我的自傳、作品集也不滿意，甚至連長相，通通都不滿意。事到如今，別無他法，我正收拾包包準備要出去時，突然這位自以為是電視劇男主角的他說話了。

「她留下，其他人都出去。」

「她」指的是我嗎？既然這麼不滿意，這又是要做什麼呢？正準備要出去的我，多少感到有點緊張。

編輯們全出去後，只剩下自以為是電視劇男主角的他和我，他雙眼直視著我，露出了像電影《愛麗絲夢遊仙境》中妙妙貓的微笑，然後說。

「怎麼，因為說你是江原小姐，不是南原小姐[2]，所以很受傷嗎？」

哇，剛剛連我都不自覺地差點要打了這位大叔，我提著包包的手的青筋都爆出來了，「他在說些什麼啊？韓國小姐選拔賽多久沒在無線台播出了，而且，南原小姐怎樣，江原小姐又怎樣，我哪裡知道她們倆的差異，加上他把編輯們都請出去，就只是想問這個嗎？反正，管他是面試還是什麼，在已經開心地破局之下，也沒必要和那個人較勁。」我從座位上起身後，揹好手提包回答道。

「沒有，不管是江原小姐、還是南原小姐，對我來說都過獎了，非常謝謝您。」接著離開了會議室，然後，我走到一個那間公司看不到的地方，才哈哈大笑出來。

當時我正和一個比我年長許多的男朋友交往，他打電話來詢問面試結果。「你說那間公司的老闆因為對你非常不滿意，所以說你像江原小姐？」說完後他相當憤慨。

「那個人還真是一位怪人，他到底在說什麼啊？」

「是不是？真的很奇怪吧！」

「至少該說些像樣的話嘛，看看歷屆的江原小姐，他們的模樣有多清純，你和她們根本就是兩路人！」

我下意識掛斷了電話……這人也好，那傢伙也罷，沒有人是站在我這邊的！

但是，在這過後，不管是對於人生、還是面試，我都還是不太了解。十年後，我跟小我十歲的妹妹提及了這個故事，妹妹說：「嗚哇，姊姊你太帥氣了！有氣魄！都已經合格了，居然說不做，率先奪門而出了！」

我是真心被搞糊塗了。

「我從來沒說我不做啊？從面試位子上奪門而出，誰奪門而出啊？不是對方把我淘汰了嗎？當著面說不喜歡我，還把我的資料丟到空中，這不是打從一開始就宣告我出局了嗎？所以，我以為我是被淘汰才離開的，難道不是？」

妹妹顯得很驚訝。

「姊姊，你是笨蛋嗎？你沒有聽過下馬威面試嗎？你是認為有名的公司都會好聲好氣地說：『嗯，你的經歷不錯，好，合格』嗎？那是為了嚇嚇你才丟你資料！不然他為什麼要叫其他人離開會議室！從那刻起才是一對一的面試！我以為你是對那份工作、還有像你一樣的上司都不感興趣，才會起身離開，所以我才覺得你很帥！」

「呃……不是？那個……？我以為我出局了……。」

「原來姊姊不是帥，是笨蛋呀！」

是這樣嗎？我真的是笨蛋嗎？我也向其他朋友說明當天面試的狀況，朋友們也都同意我是笨蛋的說法。

「那個面試官大概會這麼說吧？『哦，現在正式要來面試……怎麼出去了……。看來是回家去了，索性拿著包走人了。』」

雖然永遠無法知道真相是什麼，但是我一點都不後悔當時的決定。要是到了截稿日，我寫好的稿要出刊時，他肯定會說「不滿意、不滿意、不滿意。」然後把紙張丟到空中。雖然我也不滿意我自己，但是並不想每個月都要從別人那邊獲得這樣的確認，只能祝您幸福健康。

註

1．韓國小姐的選美大賽舉辦的地點不同，也會有不同稱呼，在江原市舉辦的就稱江原小姐。

2．在韓國南原市舉辦的就稱為南原小姐，但還是有一些等級或種類之分。

莫名成了第三者

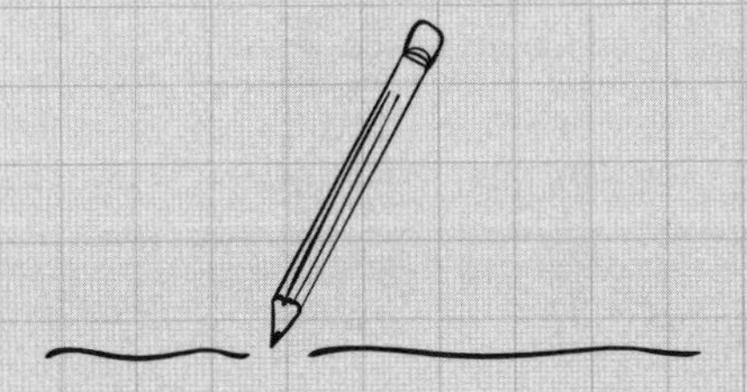

在十多年前，我經歷了一個事件，「當時的我，如果不是女性主義者，該有多好啊？」想到我腦袋都要打結了。簡單來說，就是男人的問題，其實這件事也不能嚴重到說是男人的問題，真的只是一件小插曲。

當時，我在上水洞的某間咖啡廳工作，除了對顧店只能待在同一個空間感到有點厭煩，還會引發輕微的密閉恐懼症外，最致命性的缺點是，當我不想看到的人來找我的時候，卻無法躲開。寫著某時尚雜誌邀請的文稿，與負責的記者很投緣，我心想實際見到面，對方肯定也是個能聊得很愉快的一個人，而那位記者是個男生，就僅侷限於這種程度的好感。

為了幫助運輸工會朴鐘泰的遺屬，我辦了一個小小的義賣會，那時候也因為他來幫忙才因此見面。見了幾次面，由於很談得來，所以聊天聊得很開心。在屋頂抽菸時，他問我想過怎樣的生活，我沒有胸懷大志，只是希望能夠寫一輩子的文章，要是沒有錢，就在一小塊田地上種馬鈴薯，過著自給自足、安貧樂道的生活。

沉浸在思緒中的他，說他即將要結婚了，老實說，因為對他抱有好感，內心難免感到可惜。但是對將要結婚的男人來說又能怎麼樣，對我來說，即便不知道對方女生長相，還是要堅守女人們之間的義氣，不要去碰別人的東西，這點原則我還是有的。他已經決定好結婚的日子，只差舉行結婚典禮，他的爸爸非常期待他與愛情長跑的女朋友修成正果。

我說：「恭喜你，祝你幸福！」無須多說什麼，這就是整件事情的始末，而且這件事我也馬上就忘記了。我還年輕，還有很多有趣的工作和美酒正等著我呢！

忘了是哪天、還是隔天，我收到了一封內容很長的電子郵件，卷軸往下拉約有六十公分的長度，而且內容相當無聊。寄信人是那位男記者，他說他的結婚對象和想種著馬鈴薯，過上安貧樂道生活的我不同，是一位認真、努力，有著好工作的女性，和我比起來，她擁有很強的意志力，在這艱難的世界中努力著。這樣的內容寫了一大長篇，又說雖然只有一瞬間，很討厭無法下定決心去結婚，而想和我一起去種馬鈴薯的自己，一堆這種冠冕堂皇的話。

我真是傻眼了，喂~有必要寫這麼長篇大論嗎？一句話總結，就是即將要和在各個層面、能幹優秀的女人結婚的男人，因為婚前恐懼症，所以心裡不上不下的。真是噁心的自我陶醉，我刪除了那封郵件，同時也把那個男人從我心中一併刪除乾淨。還真是什麼人都有，別想用你那廉價的感情動搖我。

但是，還有一件令我心情更糟的事。到了咖啡廳，擦完桌子準備開店之際，有位長相聰慧的女性走進來說要找我，我問她有什麼事，隨後，我看到她身後有一位男子磨磨蹭蹭的，一副欲言又止的樣子跟著進來，然後成了緊張的三方對質的局面。我又沒做錯事，但不知為何會有種犯了罪的感覺。

聽完敘述才知道，那個男人寫完信後沒有馬上關掉視窗，內容全被他未婚妻看到了。因為這封不上不下的郵件，影響了兩位正常的女人，正處於浪費時間、浪費感情的狀態。要是她有讀完那封信，就會知道我們之間什麼也不是，更別說是外遇，有的也只是沉浸在說挖馬鈴薯那種廉價感情的話題而已。我想對方分明也知道，我們並沒有發生任何不當的行為或對話。

她說那封信她讀好了幾次，其實只要精讀了一遍，應該不難知道，這只是那個男人在自導自演。

可是，那個女人的臉上卻充滿著憤怒，如果我真的勾引她男人、或是發生什麼的話，她一定會潑我一臉水，外加一記耳光。不過，她也是從事類似文字相關的職業，要是她讀完了那封信，有基本的理解力，應該不會不知道是她未婚夫在自作多情。

但是，在看到那個個女人臉色慘白如蜜蠟時，我腦中有個想法一閃而過「啊，這個女人並不是來弄清真相，或是追究對錯，這個人來這裡只是想洩憤，她只是想發洩她的不滿。」隨後，腦中浮出了一個問題：「當女性主義者碰到這種狀況，會怎麼做？」這個疑問，對當時的我的意義是：「基本上想要幫助同樣身為女性的對方時，該怎麼做，才能使她受到最少的傷害呢？」即便她不想幫我，我現在能為她做的，也只有這件事不是嗎？

努力想、用力想，想到我腦袋都要抽筋了。「現在突然找來這裡是想做什麼，我對你的男人一點都不感興趣，我們連酒都沒一起喝過，指尖也沒碰過，就因為讀了他寄來那封無聊的信，讓我不爽到極點，我連回覆都沒回覆就把它刪除了，聽說兩位就要結婚了，請您嚴格看守你未婚夫，不要讓他出來擾民。」也想著要不要把這些話說出來。其實直接說出來並不難，況且也都是事實，但是我不忍心把這些話說出來，因為在看到那個女人一臉蒼白時，我很確信她不是不知情，因為她很聰明，她是瞭解了整個事件才到這來的。

不斷地運轉著我這顆不聰明的腦袋瓜，「結婚日期都訂好了，顯然若沒有什麼意外，兩位會如期踏入禮堂，也許是因為認識了我而讓他有一點猶豫。他去查出我現在工作的地方，然後追到這裡，並不是真的不想結婚，而是想把自己的問題全怪罪在我身上後，再去結婚。」

想到這邊，同樣身為女性的我，能為她做的就是照她所想的：「把我自己當作小三，讓她認為那個穩重的未婚夫只是一時昏了頭」，我想這是我能為她做的最大的貢獻了。

那怕只有一點，但是我的記憶裡真的沒有做出對不起她的行為，不過我還是向她說了聲：「對不起。」那個女人問我：「沒有其他話要說嗎？」我又向她說了聲：「對不起，造成這麼多困擾。」沒做出對不起的事還要說對不起，真心不是一件容易的事，感到很委屈，嘴巴忍不住想大聲說：「你愛人根本就是瘋子，他獨自沉浸在自己的感情世界，結果現在把所有人都變成了白癡！」但是因為那個女人來這裡的目的就是為了把我變成小三，把自己的老公變成一個單純的小伙子，只要能讓她消氣，就隨她的意思去吧，反正要跟蠢男結婚的人又不是我，這樣一來，我不就能守住女人們的義氣了嗎。

女人的臉色變得更加蒼白，忽然從座位上起身說：「我沒有要說的了。」說完後就走出咖啡廳。但是男人並沒有馬上追出去，而是有點躊躇地看著我，我很冷淡，實際相當煩躁地對他大聲說：「你在幹嘛?還不趕快去追!」他好像想說什麼，又磨蹭了一會兒，「趕快去追即將成為你老婆的人啊!」聽到這句話的他幾乎從咖啡廳衝了出去。大家都問我「不委屈嗎?」「為什麼不說是那個笨蛋自己自作多情」，紛紛說我傻了，我也確實感受到我是傻子，所以一度咬緊牙關不說話，但是，只有咖啡廳店長拍拍我的肩膀安慰我說：「做得好，你做得很好。」

到現在，我還是不知道那時候的我該怎麼做，在那麼短的時間內，想破頭想到的，就是當「外患」的角色吧。現在再次回想起來，我應該要叫那位漂亮聰明、幹練的女生，不要和那種白癡結婚才對。

從那次之後，就再也沒有那兩個人的消息了，他們過得好嗎?希望他們幸福快樂，也更加希望那個男人不要再做出白癡、無腦的行為，當個安分守己的好老公，也祝福那個女人在婚姻生活中想實現的一切都能實現，並且忙碌到沒有時間想起那些令她憤怒的事情，例如：有我這個人，希望她能過著幸福充實的生活。

第二部

父親和我

葬禮

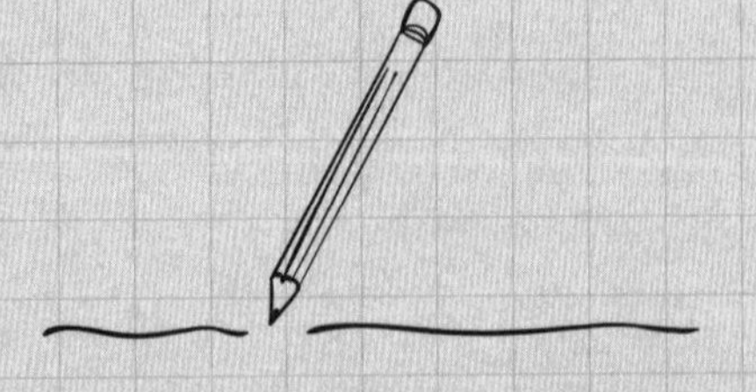

爸爸過世即將八年了，當初因為急性肝炎過世，享年不到六十歲。住院的前一周還在鄉公所健身房認真運動，接受健康檢查時，數據顯示他的身體年齡為四十歲。但是，人家說肝臟是沉默的器官，年輕時想進入高麗大學就讀的爸爸，由於未能實現夢想，最後考了十幾次才進入高麗大學研究所，光申請費就花了不少錢。曾是牧師的爸爸說，為了有能力指導教友，攻讀了心理學，為了籌措昂貴的研究所學費，把癌症險給解約了，他說一切都是主的安排。而將癌險解約之後，就因癌症過世，實在令人哭笑不得。

儀器顯示患者的脈搏停止跳動，醫生冷靜地告訴我們爸爸離開了這個世界。媽媽是他們家四姊妹中的老么，她和阿姨們抱在一起大聲痛哭了起來，我都還沒能掉眼淚，就被禮儀師強行拉往地下室的辦公室。當我振作精神才知道，我剛失去了爸爸，那位老練的禮儀師，正在和我討論該怎麼處理父親的後事。

「往生者的最後一程，不管怎樣都要幫他辦得風風光光，所以需要一定數量的花圈吧？還要替他訂做一定「等級」的棺材，這樣遺屬們也才能心安，沒有遺憾。靈堂也有很多布置的方式，這是不可少的，然後壽衣一定要穿最頂級，才能到達西方極樂世界……」。我靠著每個月可笑的一百五十萬韓元（約台幣三萬五千元）月薪，這幾年省吃儉用，打算用來租房的三千萬韓元（約台幣七十二萬），也因為父母的關係不翼而飛，我們哪有辦法給爸爸穿上最頂級的壽衣。所以我就像笨蛋一樣，向要來推銷保險的人，不斷重複回應相同的內容，就是那一句——「我沒錢」。

因為媽媽說她不想穿喪服，所以我們這個也省略了，打算只穿黑色的衣服。最終，爸爸冷清的靈堂上，也沒有鮮花裝飾，只放了兩根蠟燭，將手上各種裝飾項目的文件都揉皺的禮儀師，深深吐了一口氣，低聲地跟我說：

「本來我是不太說這種話的，牧師們之中不是也有經濟困難的人嗎？那些人也有硬是不訂做壽衣，穿生前在講道時所穿的西裝，如果有的話就帶一套過來吧。」

大概是看到了我們家不管怎麼擠，都擠不出一點值錢的東西來，所以才給我這樣的建議。欣然地接受了他的建議，我趕緊騎著摩托車回家去拿爸爸的西裝，就這樣順利地完成入殮。

我是獨生女，當時也沒有老公，如果是一般只有女孩子的家庭，會讓女婿服喪，或是交由遠房堂兄弟、姪子來做，許多女兒們為此不滿。慶幸的是，雖然爸爸的親戚們住在山間偏遠鄉村，他們也知道我的脾氣很差，所以服喪這件事自然交由我負責。

但是在葬禮過程發生了意料之外的衝突，基督教徒平時總主張說不能化妝，因為要復活，如果化了妝，那麼要復活的肉身就不存在了。要是我來說：「以上帝的權能，難道無法克服這種事嗎？」而只要是媽媽能力所及，就會依照爸爸的意思完成，但是礙於我們的經濟狀況已經沒有錢可土葬，化完妝我們只能做樹葬。

所以問了一下樹葬要葬在哪裡，結果卻成了爭議的焦點。

爸爸的八位兄弟姊妹，用方言紛紛議論爸爸長期居住在外地，該讓他返鄉休息，為此爭論不休。媽媽臉色蒼白小聲地嘀咕說：「我媽會想念他的牧師女婿，難道不能葬在喜愛老么女婿的丈母娘旁邊嗎？」說完後就離開了火葬場休息室。在狹小的休息室因為聽不慣的方言充斥著，各種火氣都上來，我的頭開始痛了起來，最後痛到受不了，衝出休息室。我去外帶咖啡廳拜託他給我幾個空紙杯，然後我將拿到的空紙杯，分給在座的親戚們，接著我嚴肅地開口說道。

「在這種悲傷的日子裡看到彼此爭論的模樣，實表遺憾。不過，不管我怎麼看，爭辯的原因都是因為大家很愛我父親，希望將它放置在自己身邊，不是嗎？這場衝突說到底，都是因為各位太愛我爸所引起的，其實真的感到很欣慰，假如兄弟姊妹之間的關係不和睦，則會相互推託，或是大吵起來，這是多有福氣的家族！

我想到了一個備案，這裡的紙杯請每一位拿一個，幸好是要樹葬，不必砍下一手一腳的，而且火化出來的骨灰還不少，就請各位用這個杯子將我父親裝回去，看你們想裝多少就裝多少，然後安置在各自想安葬的地方，早晚都能追憶我父親，怎麼樣？這樣對大家來說都公平，您們覺得呢？因為大家太愛我父親了，實在讓我不知所措！」

手上拿著空紙杯的親戚們，頓時呆住，讓我先在這等一下，然後一一走出了休息室。我靜靜地望著爸爸的火化爐，不一會兒，親戚們又進來，他們面無表情地說道。

「那個，既然OO生前那麼受到親家母的疼愛，想說不如就把他葬在親家母的旁邊吧……。」

「那麼就這麼辦吧」我點點頭。我也不知道生氣地吵說弟弟必須要回故鄉安葬的他們，為什麼會改變想法，反正，跟我沒關係。就這樣，在我還不到三十歲時，就成了一個沒有父親的人。

與流氓交手

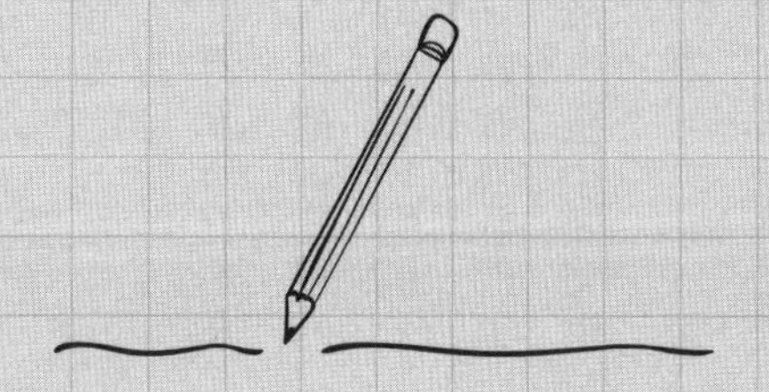

爸爸過世的時候，我很努力地用積極正向的態度去看待。而且若無情一點來看，我少扶養一口人，站在我這個沒有能力的女兒立場上，或許是一件值得安慰的事。爸爸住院後在二十天內就去世了，我們都還沒做好要送他離開的準備。但是冷靜想想，毋須傾家蕩產支付長年住院的醫療費用，也未嘗不是件好事（雖然我們家已經因為直銷呈現負債累累的狀態）。而且二十天的住院和手術費用，是小姨丈用他以色列朝聖之旅的退休基金來幫我們支付，真的很感謝他。

就在媽媽和我相依為命，窮困、寂靜的日常生活裡，有一位男子鬧哄哄地闖了進來。他的職業是流氓，說的仔細一點就是「用役流氓」（替建設公司以暴力來處理事件的流氓）。

幾年前，爸爸和叔父合買了現在的教會，這棟房子的一樓作為教會使用，二樓則是住家，雖然地下室勉強可以用來煮飯，但要當居住的地方多少有點困難。父母有一陣子住在我的月租房，在我離職後，我就搬進了教會的地下室，三個人一起生活。我獨自居住在地下室的時期，朋友們都開玩笑地稱我是「洞穴王」，那是個沒有窗戶、陽光照射不進來，而且黴菌猖獗的地方。

和叔父一起融資購入這棟教會建築物之後，無論是叔父還是爸爸，經濟上都變得相當吃緊。

叔父和嬸嬸不斷構思新的事業項目，結果除了失敗、還是失敗，叔父也因此藉酒澆愁，進而酒精成癮，會經常酗酒，在路上閒晃，或是在家喝到吐。如此一來，可憐的是我爸爸，嬸嬸對爸爸發脾氣說：「為什麼金家的人都這副德行。」爸爸一邊向嬸嬸哈腰道歉，一邊安置好他那不懂事的弟弟，收拾滿地的嘔吐物，清理了數十遍。偏偏爸爸和叔父就像從同一個豆莢出生的豆子一樣，由於長得太過相像，在社區誤傳是教會牧師酒精中毒的烏龍消息。爸爸明明這輩子幾乎滴酒不沾，但卻罹患肝癌過世，也真是諷刺。

約莫那時候，父母說我已經離職，也沒有理由繼續住在外面，叫我搬回去和他們一起住，但是叫我借他們全稅租金[1]。我傻傻的答應了那個請求，做著月薪不到兩百萬韓元（約台幣四萬八千元）的工作，存下來的錢也只有三千萬韓元（約台幣七十二萬），這筆錢匯給他們的那天，父母親抓著我的手嚴厲地開口說：

「這筆錢不是用來補貼我們的生活費，而是負擔教會的全稅租金，等同奉獻給主，你將來的福氣都會積聚在天國裡，所以，你千萬不要給我們擺臉色，因為以後主都會回報給你。」

「我知道了啦！」回了這句話，我離開了座位。不過這又不是一、兩百萬韓元，而是抵押我的青春年華所換來的錢，就算擺點臉色又怎麼樣，但是父母親言下之意就是「你的錢很重要，但是不要以為你拿出了這筆錢，就可以擺臉色給我們看」，這也太不公平了吧。以無限期、無擔保、無利息的方式，向他人借貸對方所賺的血汗錢，居然還不用看人臉色，這也太不公道了吧。

但我也只能閉緊嘴巴，避免說出不好聽的話。難怪我有預感，那筆錢從我手上離開，存入父母親帳戶的那一刻，就再也不會回來了。

然而不幸的是，這種情形應驗了我的預感是正確的，無論大錢、小錢，總是如此。再見，在我二十幾歲時，坐在辦公室CRT映像管螢幕前，所拼命賺來的錢，再見～再見。

事情是怎麼一回事，我也不知道細節，我們家的建築物不完全是商業用，也不完全是住宅，而是有某種特殊性，必須要特別登記。因為爸爸生前直接做一般登記，所以不具效力，而且叔父夫婦倆，屢屢都拿著「很厲害的事業項目」，為了籌措事業資金，把教會建築物拿去抵押。因為還不出錢來，結果建築物就要被拍賣了，爸爸生前所做的登記，似乎無法保障我們所持有的部份，結果，我們一毛錢都拿不回來，還要被趕出去。

哼哈哈，這情形太荒謬了，荒謬到讓人發笑。是啊，反正我的那筆全稅租金，是不會再回到我的口袋了，都說在天國裡了，哪有可能回到我身邊，只要是進到父母親口袋裡的錢，我從沒見它們回來過，我有什麼好期待的，哈哈哈，就當作是一筆龐大的奉獻吧。

我站在家門前、空無一人的遊戲區，用力地把沙子踢到空中，為了賺那一筆錢，在公司裡我忍受了一切艱辛，當時很賣力投身於外送青汁的工作和完成研究所的課業。然而，當爸爸離開了我們的同時，有一名陌生男子卻出現了。

某天，結束了青汁外送，回到家中暫做休息的時候，有人「咣咣咣」大聲地敲著門，「請問哪位？」我起身去開門，結果開門看到的是一位面露兇相的年輕男子。

「您好，我來自@！#@$！！@！」

男子的發音含糊，聽不清楚他來自哪裡，外表看來大概三十五、六歲，健壯的體格，外加兇狠的眼神，頓時感受到這男子絕非善類。總之，我們當下沒有可去的地方，所以繼續賴住在這棟教會建築物，然而在拍賣會上，房子被其他教會標走了。這個男子是那間教會委託，負責老屋翻修的建築公司雇用來的人，所以說，即「用役流氓」，他是教會雇用的用役流氓……。

他現在來這裡的原因是為了能夠施工，就算一天，也要快點把我們趕出去。說到用役流氓，曾經在抗議靜坐區的我也有接觸過，但是遇到辦理這種事件的用役流氓，而且與我有直接相關，生平第一次感到有點緊張。他說話混和著敬語、半語：「所以，你們何時要離開？」稍微將音量提高。最近的用役流氓不同於以往，他沒有留著「平頭」的髮型，也沒穿著寬褲管的西裝，意外地，有著李秉憲帥氣的外貌，以及俐落的打扮。

我本來的個性很木訥，有人臉辨識障礙，不說口是心非的話，這三項缺點在我經歷了二十二個月的青汁外送，改正了相當多，這習慣矯正的結果，在我和用役流氓的對話時最顯成效。他看起來對嚇唬對方很有一套，提高音量，瞪大眼睛問我到底何時要搬出去，我雙手交叉緊握，就像《史瑞克》中的鞋貓劍客一樣，眼睛水汪汪的看著他。

「先生，因為我們當初為了這房子付出了全部……。」

看起來很熟悉一哭二鬧三上吊的他，不確定對這種情況有沒有免疫，他口吃了起來。

「啊，那，那，那個……。」

「我們也知道要被拍賣了，哪怕一天，也要儘快搬走。雖然你不需要知道我們的情況，不過因為我們建築物登記錯誤，導致全部的財產都沒了，而且我爸爸才剛過世沒多久，我很擔心很擔心我媽媽的身體……為了能儘快把房子空出來，我現在正到處努力打聽住處。真~的很抱歉，請問能不能再寬限一下？我真的盡我最大的努力，先生……。」

「我不久前才失去了爸爸。」用淚眼汪汪的眼睛看著他，用役流氓搔搔頭，很是慌張。就在這時，我突然說了一聲「謝謝您」，作為送客問候，他把腰桿打直，結巴地說道。

「兩位女人家要找住處肯定不容易，就算這樣也要找到好房子，我會再跟您聯絡，這是我的名片，還有，請給我小姐的聯絡方式，這樣有事才能聯絡您們，最後，拜託請多多加油。」

我收下了名片，並恭送他離開，看著名片上印著「OO建設室長[2]」的字樣，我更加確信這人是用役流氓準沒錯，我這樣的女子，竟然被用役流氓鼓勵要好好過日子。

在這之後，他打來無數通電話，每一次我都不逃避，隨時接起他的來電。對話就像是華爾滋圓舞曲，「有找到房子嗎？」他問，「天啊，室長您好，真的很對不起，到現在還沒能搬出去」，他緊接著說：「到底要等多久，至少也該給個期限不是嗎？

這太過分了吧！」「真的很抱歉，室長，您也知道我們現在的情形有多困難，帶著單身媽媽，又沒有錢，連要找一間套房都很難找……」說到這裡，他說：「我下次再打給您」，就把電話掛斷了。

結果，大概對總是被我牽著鼻子走感到煩躁，他開始往我媽媽進攻，媽媽完全掉進他發飆的策略，激動到眼淚幾乎快掉下來，他的手下到家裡鬧事，無法掩飾他們的憤怒，我冷靜地打了一通電話給室長。

「室長，聽說您來家裡一趟了，幹嘛這麼大費周章，打電話給我不就好了，我媽媽現在因為血壓升高昏倒了，本來她年輕的時候心臟就不太好（這是謊話，她心臟好得很），就算沒這麼做，她也正因為剛跟過世的老公訣別，精神上受到了嚴重的打擊，說得直白一點，媽媽因為激動到暈過去，不知道會發生什麼事。」

「所以室長，真的拜託您，我現在還健康、年輕，假如您有話要說拜託請打給我，不管您是要罵、要威脅，怎樣都可以。反正搬家的事也都是我在處理，說起來我才是那個負責人，我媽媽要是因為這樣暈倒半身不遂的話，已經沒什麼人的家裡，不就接二連三的發生悲劇嗎。不管怎樣，我的直覺告訴我，您絕對不是一個會希望陌生人家裡發生這種事的人，至少我是這麼認為的……室長，難道我錯了嗎？」

他對自己能讓人趕快離開建築物，滔滔不絕的口才一直引以為傲，那天，他第一次啞口無言。而且，不知怎麼搞的，從那天起他的來電數減少了。

「你要是常打電話來，我媽媽因為心臟麻痺死了都是你的責任。」我把這段幼稚的威脅，講得很嚴重，跟真的一樣，我也牢牢囑咐媽媽說絕對不要接那位室長的來電。

之後，我們好不容易搬走了，當然他也不會再打電話來了。那時候想威脅我，結果卻失敗的用役流氓，現在會不會已經改坐在辦公桌前做行政管理職呢？雖然很恨他把媽媽嚇哭，但是用役流氓卻讓我知道，「**人是在任何瞬間，都能微笑面對任**

何挑戰的存在。」

註

1．這種租屋契約方式大概只有韓國才有，簡單說就是房客只要給房東一筆高額的保證金，可以簽約二年，這期間就不用另外再給東房任何月租金。

2．韓國的室長就類似部門經理。

不屑當被施捨的媳婦

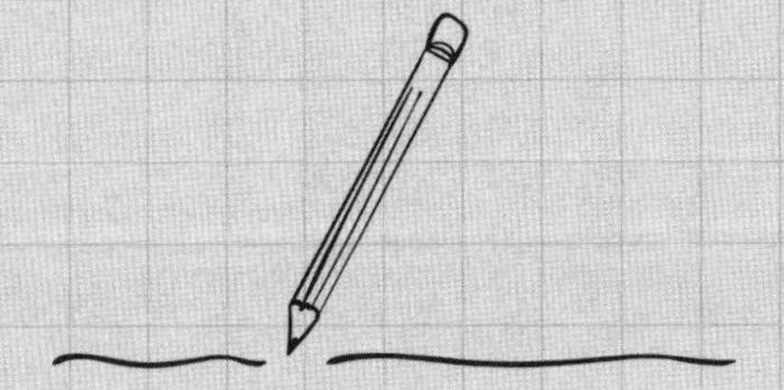

在一來一往中爭論教會建築物是否為商業建築，結果最後建築物被拍賣。我補貼的錢，或是父母投在裡面的金額幾乎付諸流水，媽媽和我幾乎把行李都丟光了，搬到了一間全租還算便宜的房子，它有兩間房間。現在的我要照顧單身媽媽，而且我也快要三十歲了，換言之，現在是必須要趕快去工作的時刻。雖然我的夢想是想要當全職作家，一輩子寫文章，但是只要在家看到神情慌張的媽媽，也會想要成為一個，像別人一樣擁有好工作、嫁個好老公，到哪都不會畏縮的女兒，才是盡孝道，這個想法總是像根針一樣，尖銳地刺進我的心裡。

那時候我們搬過去的住家，房東是位老爺爺，他是有點特別的人。他擁有一棟不大的四層樓華廈，在他眼裡很是珍貴，每天除了打掃清潔之外，還不斷進出一樓的小型印刷店。不過因為他是房東，印刷店的職員們就算不喜歡，也不能表態，只能忍受這位愛大聲嚷嚷的老爺爺。

最煩人的就是一旦過了晚上十點，他就會從大廳裡面把門鎖起來，我常常會忘記攜帶大門鑰匙，這時就必須要打電話給媽媽，請她幫我開門。所以那天要是手機沒電，想進家門的機會就會很渺茫。我好幾次去拜託房東，乾脆在大廳設置個密碼鎖或感應鎖，但是他說防範上不夠安全，斷然拒絕，實在是太討厭了。

鄰近有一間小小的社區活動中心，房東老爺爺每天清晨，都會憑敬老優惠去那裡洗澡，而我是因為一陣子偷懶變胖了，所以去運動。為了媽媽，所以我去參加了首爾市國營的公務員考試，因為競爭激烈，所以我從沒想過我會合格，但是最後卻被我考上了。雖然我的個性不適合朝九晚五的上班族工作，但是哪有人因為適合就去工作呢，知道了這個好消息的我當然也是很高興，因為我終於成為堂堂正正的大人了，可以好好照顧媽媽了。雖說現在還是會運動，但頂多是早上起來，匆忙地活動一下筋骨，就趕著去上班了。房東老爺爺對於周遭的事，總是會鉅細靡遺地去觀察及了解，當然，我的變化他自然也不會放過。

某天下了班，我累到猶如吸了水的海綿，軟趴趴地回到家，房東老爺爺就問我最近是在做什麼？我簡短地回他說在首爾市某國營公司上班，老爺爺反覆地說：「公務員……？」不知為何他的目光突然變得炯炯有神。因為太累，我已經沒有多餘的精力去解讀他眼神中的涵義，於是我上了樓，鋪好墊子，倒頭就躺下去。

從那天之後，老爺爺只要看到我，就會開始用諂媚的聲音，叫我空出個時間。話說，這位老爺爺有讓我空出時間的理由嗎？老爺爺總是用著低沉又諂媚的聲音，拜託我帶上我媽媽，一起吃個晚餐。我回答說：「有話就直接跟我說吧。」老爺爺呼出一口氣，開始緩緩說道。

「我的大兒子，他有兩個小孩，你也有看過那兩個小學生吧？他們現在是我和內人在扶養。媳婦生下了第二胎後就跑了，老人家要養兩個孩子很不容易，我們的孫子、孫女要是能和你相處得來，那就太好了！（所以是想要我怎麼樣？）」

那個之後再說，不管怎麼說兒子都需要有分事業，所以在麻浦市廳幫他開了一間KTV，但是他說KTV不是開了就有生意？最近那叫什麼，說KTV要是沒有陪唱服務生[1]，生意就做不起來。所以沒辦法，只好安插陪唱服務生，但是怎麼會有這種事。

居然遭到隔壁家KTV檢舉！所以就被勒令停業了！實際上，都是自己人在唱，我家兒子因為太單純，所以才會遭遇到這種事。於是謹慎地重新營業後，經營了一段時間又被舉報！（所以說啊，你就是又叫了陪唱服務生，才會又被檢舉。）唉唷……真傷心。

一般人家的大兒子是家裡的支柱，但我們家不是，說起來，我還有一個小兒子……他很乖巧、善良，因為害羞，都不敢和女生說話。他真的很善良，今年三十八歲（事後偶然知道其實是四十歲），職業是麵包師傅。現在在新羅飯店工作，他從小就有這方面的天賦，他是就讀工業高中時學做麵包的，現在賺了不少錢！他很會做麵包，所以我想說，在這個社區裡給他開一間烘焙坊，讓他自己出來當老闆。

可是單身男人創業觀感不太好，所以才想說……你們要不要見個面看看？不是因為是我兒子才這樣說，他是真的很善良，雖然要凌晨五點早起開始做麵包，但到下午三點就休息了。如果在這社區裡開間麵包店，公務員不是都很準時下班嗎，所以你下班就和他一起賣麵包，周末一塊做生意，這樣不是很好嗎？

然後那邊有一棟新蓋的公寓，我會買一間四十八坪的房子，這樣空間較寬敞，那麼你就可以帶著你媽媽，三個人住一起。不管是以前還是現在，沒有男人會想和丈母娘住，但是因為我兒子很善良，他會照顧親家母的，那麼一來，你們也能趕緊生個孩子給您母親帶，這樣不是很好嗎？您母親還年輕，可以幫忙家務，消磨消磨時間！你怎麼想？

怎麼想？現在是打算用這計畫來引誘我嗎？於是我開口問：

「也就是說，我每天準時上班，準時下班，然後中間沒有休息，馬上又要到您兒子的麵包店裡，幫忙賣麵包，連周末也不能休息，必須和您兒子一起繼續賣麵包？孩子生下來後，把孩子給我母親帶，連四十八坪的家事全都由我母親一個人來做嗎？」

老爺爺眼光閃亮，點點頭說：「沒錯！說的就是這個意思！」

「怎麼說這個位子都太高估我了，我拒絕。」

我轉頭離開，老爺爺小跑步追上我，他覺得這麼好的條件，為什麼我要拒絕，神情緊張地說：「那個，你聽我說……」老爺爺想要抓住我的肩膀，但是我一本正經地又問了一句，他就沒再挽留我了。

「那間四十八坪大的公寓，也是登記在您兒子的名下吧？」

而且，是我或媽媽要負責打掃那間大公寓，我說：「這些話請不要跟我媽媽說」，叮嚀完我就離開了。

我從來沒有因為失去爸爸感到傷心，那是因為爸爸在世的時候，也沒特別感受到爸爸是靠山。不過唯獨在那一天，我感受到了因為沒有爸爸而悲傷，假如爸爸還在世上，那種老頭子應該就不會覺得當他媳婦是在施恩予我，開出這麼無理的要求了。真的是氣到眼淚都快掉下來，但是我沒有哭，我覺得要是我因為這種話哭了，爸爸真的會很傷心。而且，老頭，打聽清楚，我超級超級討厭麵包，連一口都不吃。

那天夜裡，我做了好長的一個夢，在夢裡爸爸替我出氣抱不平。

註

1．純粹陪客人唱歌、喝酒，有點類似台灣的傳播妹，但在韓國這屬於違法行為，雖然說純粹陪唱，但一般還是會伴隨妨礙風化的行為。

聖誕老人

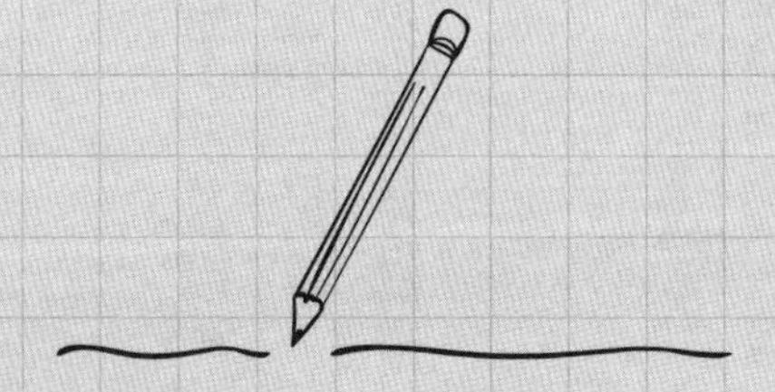

我很愛爸爸，只是很多時候我都裝作不愛他，結果是不得不愛他。可惜我倔強的個性和不會看人臉色，都是遺傳自父親。在我四歲的時候，爸爸已經是一位牧師，他認為現在正是讓我接受信仰教育的時候。一開始，爸爸就告訴我世上沒有聖誕老人。

那年的聖誕夜，孩子們興奮地下了幼稚園校車，「好好奇聖誕老公公會送我什麼禮物」、「因為我一整年都是乖寶寶，明天我的枕頭邊一定會放著禮物」，一邊聊天，一邊走回家。我揹著黃色幼稚園書包，從我內心發出「撲通撲通」興奮的心跳聲。雖然不能說自己是個乖孩子，但是比我更不聽話的孩子也說今天聖誕老人會來，那我就更不可能會遭到聖誕老人的遺忘。「我今天才知道，原來送禮物給乖孩子的聖誕老人是一位老爺爺！」

沉浸在滿滿的期待中，吵著讓媽媽拿家中一隻最大的襪子給我，我們家從來都沒有類似聖誕樹的聖誕節裝飾，不過會把襪子放在枕頭邊。媽媽在找我要的襪子時，她的手尷尬地在抽屜裡摸索著，我催促著問她為什麼不給我襪子，當時我大概才三、四歲吧，然後聽到爸爸叫我的聲音，那個時候因為爸爸是我的全世界，所以先把襪子的事丟到一旁，馬上朝爸爸奔過去。

爸爸摸摸我的頭，讓我坐下，說要告訴我一件重要的事：「你現在也該知道真相了。」到底是什麼重要的事？那個時候的我還小，就要承受這麼重大的事，居然說是世界的真相，我還沒有大到足以去面對它，我眼睛睜得大大，不知道爸爸到底要說什麼。爸爸問說：「今天你在幼稚園聽到聖誕老人的故事了嗎？」我大力地點點頭，開心地說：「聖誕老公公穿著紅色大衣，留著白色鬍子，會送禮物給乖孩子。」爸爸聽完後，暫時閉上雙眼，沉浸在思緒裡，不久睜開眼睛，嘆息了一聲向我說道。

「賢真啊，世界上沒有聖誕老人，我們要相信的只有主耶穌基督，而且，明天你到幼稚園，肯定會有一群孩子炫耀說這是聖誕老人送給他們的禮物，你不要相信，那些禮物都是他們的爸爸媽媽買給他們的，不是聖誕老人送的，因為根本沒有聖誕老人。」

我一直都在滿心期待著媽媽拿襪子給我，頓時我大哭了起來。爸爸非但沒有安慰我，還說：「不管你怎麼哭，沒有的東西就是不會存在的。」雖然很希望爸爸對我開玩笑說：「騙你的！」但是，在爸爸帥氣的臉上，看不出一絲笑意，正在廚房準備晚餐的媽媽於心不忍地開口道：

「唉唷，你也至少等她五歲的時候再告訴她，她也不過才三歲。」

隔天早上，我滿心期待地想：「聖誕老人會不會來過了，不然就是爸爸和媽媽像其他家的父母親一樣，放了事先買好的禮物」，然後摸著我的枕頭旁，除了前一天糖果形狀的髮圈，抓到的就只有灰塵。不知是否因為此刻的悲傷，從那之後我成了一個強迫過紀念日的人，不只是父母親的生日會帶他們去吃大餐，就連我的生日，因為感謝父母親把我生下來，才會有今天的我，也招待父母親去吃大餐，我好像得了慶祝強迫症，不斷找機會彌補，年幼時因為沒有聖誕禮物所受到的創傷。

總之，聖誕節當天到了幼稚園，果不其然，孩子們很亢奮，一心想炫耀，開心地下了幼稚園校車，也有孩子們乾脆把戰利品都帶過來。大家說著：「我收到什麼禮物」、「聖誕老公公給了我什麼」的時候，都會相互交換禮物看，吵鬧到不行。大概因為聖誕節，老師們用平靜的笑容，開心地看著討論禮物的孩子們，但是，這美好的氣氛馬上就被打碎，全都是因為我做的好事。

大家手中都拿著一個玩具，只有我兩手空空，揹著一個幼稚園書包。孩子們問我：「你沒收到禮物嗎？」我雙手緊抓著書包，搖搖頭，接著幾個愛出風頭的孩子就嘻嘻地笑著，開始手指我說：

「你們看，聖誕老公公只會給乖孩子禮物，因為你不乖，所以才不給你！」笑聲是會傳染的，其他孩子們也都「嘎嘎嘎」跟著笑起來，然而說我不乖的那個孩子，個性比我還調皮，所以我很生氣，然後冷靜地說：

「真是個笨蛋，你到現在還相信有聖誕老公公嗎？」

孩子們有點驚嚇到，開始紛紛大聲說，真的是聖誕老人送給他們的，我直視著說我不乖的孩子，套我爸爸的話繼續說：

「沒有聖誕老人，那個禮物是在你們睡覺的時候，你們的爸爸媽媽放在你們的枕頭邊的。想想看！聖誕老人不是爬煙囪進來嗎，這裡誰家有煙囪？一戶都沒有吧！那麼聖誕老人是怎麼進來放禮物的！因為這都是你們爸爸媽媽放的。」

有的孩子大哭、有的大吵大鬧、有的一邊哭著說沒有聖誕老人，幼稚園頓時亂成一團。即便這樣，有幾個不服氣的孩子大叫說：

「你說謊！你是大騙子！」

我雙手插胸前，站得直挺挺地大聲說：

「我絕對沒有說謊！而且，沒有聖誕老人這件事是我爸爸告訴我的！我爸爸是教會的牧師！牧師是不會說謊的！」

這間幼稚園是爸爸擔任牧師的教會的附設幼稚園，所以大部分的孩子都認識我爸爸，而且孩子們大部分也都是教會教友的小孩，對於牧師或傳教士絕對不說謊，沒有孩子能夠反駁。結果孩子們把戰利品丟在一旁，開始嚎啕大哭起來，有孩子去問老師說我是不是說謊，也有孩子說因為這個玩具不是聖誕老人給的就無效，也有孩子哭著說媽媽爸爸說謊，幼稚園成了一發不可收拾的局面。

我獨自站著說：「那有什麼好哭的！我們不是有耶穌嘛！我們要相信的只有耶

穌一位！」一直說著安慰不到孩子們的話，對三、四歲的孩子而言，耶穌不會送他們禮物，所以沒有意義，而且要跟他們說明救世主的寶血就是禮物，也太困難了，耶穌只是一位什麼都不是的大叔。幼稚園園長看不下去，和導師強制讓我提前放學，「賢真，你今天就先回家吧……。」

我又沒做錯事，為什麼我一定要離開，真委屈，雖然很不情願，但是老師們還是要我先回家。在孩子們哭成一團的情形下，幼稚園校車也沒辦法搭，只好一步一步地走回家，我還是很堅持認為：「我又沒說謊，我爸爸可是牧師，我爸爸是絕對不會說謊的，沒有聖誕老人，我沒有錯。」一路上不斷咬牙切齒地重複說這些話。回到家中，父母親都驚訝地問我怎麼這麼早就回來了，

我只有回答因為提早結束，從此在我的人生裡，沒看過有禮物放在我的枕頭旁邊。

現在回想起來，當時硬是以這種方式粉碎了其他孩子們的夢，對他們感到很抱

歉。因為這是在我很小的時候所說的話，希望大家直到懂事為止，都能開心地收到枕邊的禮物。希望園長和導師在把我趕回家後，能夠好好安撫那些孩子們，即使我不被允許，也願能夠開心地炫耀聖誕老公公送的禮物的你們，這些年一定要過得幸福快樂。

生日當天的生日蛋糕

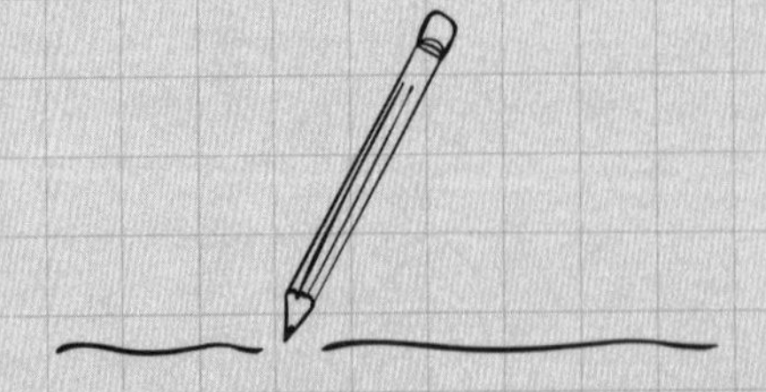

只要是小孩子，一定都很喜歡吹蠟燭的日子，我也不例外。在我小的時候，偶爾會發生停電，那時大人們就會摸黑，把放在櫃子裡的蠟燭拿出來，用火柴點燃，只是這樣稍微偏離日常的小事，我的內心就無緣無故地興奮起來。一看到粗大的蠟燭，我就會心跳加速，彷彿就像看到了生日用的美美蠟燭。

當時有一間新開的烘焙店，這間的蛋糕上面都會裝飾滿滿的奶油或是巧克力，上頭插上自身歲數的蠟燭，看起來相當氣派。聽人家說吹蠟燭的時候，要一次把全部的蠟燭吹熄，這樣願望才會實現，當天是壽星的孩子，就會把臉頰鼓的紅通通，使盡所有力氣吹滅它，時常吹完後就呈現呼吸困難的狀態。

我以前常去參加同學的生日派對，看著生日的同學開心吹蠟燭，而和我一樣受邀去的孩子們，就會遞送禮物，大部分都是送：筆記本、橡皮擦、鉛筆等，大家一起度過愉快的時間。我很羨慕過生日的同學，在我就讀幼稚園時，對著媽媽說：「我⋯生日⋯」話說到一半又吞了回去。

我們家沒有足夠的空間，能邀請孩子們來參加生日派對。我們是住在分租套房，雖然有廚房，但是沒有廁所，廁所是公用的。就算年紀還小，但已經懂得若把朋友找來家裡是很沒面子的。可是，我真的真的很想在大家面前，開心的吹蠟燭、拆禮物。

剛好我的生日快到了，我吞吞吐吐地說：「媽媽，那個，我的生日……」，然後媽媽用粗魯的方言回我說：

「生日，誰的生日？那把你生下來的我呢？反倒是你該為我做點什麼吧！」

我又沒叫你把我生在這個世界中，雖然心中有怨，但因為還在學前教育的我，沒有足夠的學識能舉出這種論點來反駁。就這樣聽完了嘮叨聲，過生日的事也就忘得一乾二淨。生日不知不覺地過了，某天爸爸下班後，帶一個小蛋糕回家。父母親一邊為我插上蠟燭，一邊說：「就算生日過了，也要點上你喜歡的蠟燭」，雖然我表面裝作很高興，但是內心想的是：「我的生日都已過了快一個月，今天又不是我的生日。」因為不是我的生日，所以無法感受到生日的喜悅。父母親生氣地說：「你說你想點蠟燭，都幫你點了，還一副不滿意的表情。」即便這樣，我也裝不出開心的表情。父母親生氣地說我愛計較、小心眼，但是對我來說，在我生日當天，做什麼才是最重要的。

在那次事件之後，我們家因為爸爸長期失業，所以很貧困。媽媽偷偷地把我的存錢筒拿去補貼生活費，甚至還謊稱是小偷偷走的，家中的經濟狀況非常不好。也因為家中經濟如此，所以我從來沒帶過朋友回家，搞不好帶回來還會被媽媽從家裡趕出去。

好像是我十一歲的時候，從不幫我過生日的爸爸，不知為何手上提了一個蛋糕回家，追問之下，是因為我的生日到了。出生之後，第一次在我生日當天慶祝，我開心的不得了。現在想起來，雖然很多人會覺得：「那又沒什麼？」但不清楚為什麼在那個時候，會這麼執著我的生日非得要在當天慶祝不可。

我每幾秒就看一眼放在廚房的蛋糕盒，我希望在看新聞的爸爸趕快把電視關掉，過來幫我點蠟燭。但是，爸爸說因為新聞在報導目前的局勢，所以很重要，而在一旁廚房忙碌的媽媽，表情看起來很不高興，使我的內心忐忑不安。果然不出所料，兩位開始爭論著我不知道的問題，我感受到在我心中點燃的一、兩根燭火，正無力地熄滅，我心裡一直不斷祈求拜託兩位停止爭吵。幸好，夫妻吵架都不會太久，兩位氣喘吁吁地又投入各自手邊的事。

那時的時間大概是八點半，想說時間還不算晚，想讓他們幫我點蠟燭，我弱怯怯地開口說：「蛋糕……」，結果得到了一個冷酷的回答：「只有今天能過嗎？現在沒那個心情，明天再慶祝，蛋糕沒長腳又不會跑掉。」我又看了一眼蛋糕盒，那個是我今天生日的蛋糕，但是明天就和我沒關係了。我淚汪汪的求他們在今天幫我插上蠟燭，而我的眼淚也爆發出來了。

我的父母親抱持著一貫的子女教育哲學，第一條就是「孩子不打不成器」，第二，夫妻中有一人在教育孩子時，另外一人不能當白臉，兩個人都要一起責備，兩位相當嚴守這些規則。那天他們覺得我為了一點小事而哭，讓人心煩氣躁，毫不留情地打了我一頓，怒氣沖沖的爸爸打到一半，把放在地板上的蛋糕盒拿走，丟到房間地板上，直接用腳把它踩扁。

我很好奇它的形狀、它的味道，但我還沒看到，人生的第一個生日蛋糕就這樣被踩爛了。我拿著完全扁塌的蛋糕盒哭，父母親看到我這個樣子覺得很不像話，問我為什麼要這麼固執，是想被打嗎？

隔天早上，起床後看到我的雙頰掛著兩條白白、乾掉的淚痕，因為是放假日，所以不用去學校，也不用讓人看到身上的瘀青，真是萬幸。昨晚被打的地方在隱隱作痛，眉頭也自然地緊皺。下午爸爸暫時出門一下，接著又笑盈盈地回來，他又買了一個比昨天被丟到垃圾筒裡的蛋糕，更大的蛋糕回來。他說昨天沒慶祝到，所以今天來慶祝，我有氣無力地回應他說不想慶祝，父母親氣得問我倒底有什麼問題，我就像是一個壞掉的錄音機，一直重播相同的內容。

「我的生日是昨天，不是今天，今天不是我的生日。今天就算點了蠟燭，也是別人的生日，不是我的。」

他們大概是昨天打了我感到愧疚，為了討好我，即使家中不富裕，也去買了一個大蛋糕。結果，不要說是高興了，女兒的表情陰鬱，不斷地說自己的生日昨天就過了，沒有任何意義，真是一個一點都不可愛的孩子。

所以父母親又說我這是無謂的堅持，然後又痛打了我一頓，那個新買回來的蛋糕，果然又在我眼前把它踩個稀巴爛。不過，就算那個蛋糕毀了我也無所謂，因為我的生日已經過了，那個不是我的蛋糕，所以說和我沒有任何關係。

若我到了父母親的年紀，「而我的孩子像我以前一樣，硬是想在自己生日當天吹蠟燭，那就直接幫他慶祝啊，需要花多少時間呢，是因為父母親的日子過得太過沉重了嗎？就算這樣，在孩子眼前，用腳把她滿心期待的蛋糕給踩爛也太過分了……。」但是，因為我沒生孩子，所以也很難理解他們。

雖然有著不是很好的生日回憶，不過也對要賺錢扶養我這種奇特的孩子，辛苦的父母親感到愧疚。除了父母親的生日，即便在我的生日，我也總是帶著他們去吃大餐。不同於不愛甜食的我，我爸媽很喜愛吃甜食，所以我都會準備一個精緻的蛋糕。而且，越是上了年紀，要插的蠟燭越多，由於太過麻煩，所以我們家一律是「永遠的二十一歲」，蠟燭也只插二十一根。

每年一到了我的生日，比起慶祝我的生日，更想依照以往，帶我的父母親去吃大餐。不過現在因為爸爸去世了，就無法這麼做了，取而代之的是，正努力讓媽媽可以享受雙倍的幸福。小時候沒辦法在生日時吹蠟燭，記憶裡還有兩個被踩爛的蛋糕，因為我很早就出社會了，所以可以在爸爸過世之前，多了很多一起慶生的時光。

外人無法想像的對話

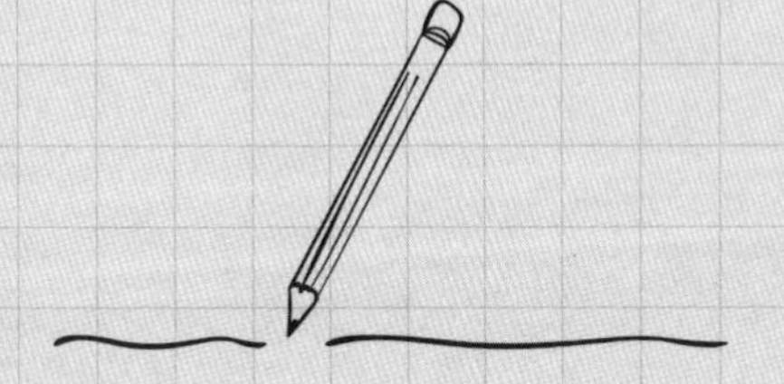

「你是瘋了嗎？」

「是啊，我是瘋了。」

「……。」

「因為經常被揍，所以瘋了。」

「……。」

「每天打小孩的人，還說信什麼耶穌，上帝會允許你這樣嗎？」

「孩子不打不成器。」

「你們都不會感到慚愧嗎？我都已經二十一歲了，還要這樣被你們打到什麼時候？」

「你這毒蛇之種！」

「你不要再對我動手，也不要踢我肚子，只要再對我動手一次，我會把你們全殺了。」

「真是個不孝女。」

「再繼續這樣打下去，我會死的，可以停止了吧。」

第三部

父親和我

「你這個魔鬼之子。」

「你說什麼都沒關係，但，不要再打了！」

我的爸爸

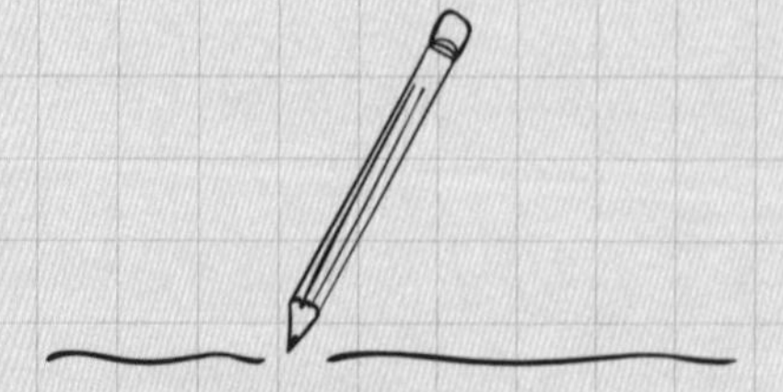

我現在還是認為「因為爸爸是壞人，所以才對我實行嚴厲的體罰。」不過他是一位正直的人，我依然愛著那樣的爸爸，我雖然愛他，卻沒辦法原諒他。打從我有記憶開始，爸爸會唸書給我聽，而且只要一下雪，他就會從路上撿廣告看板親手加工，釘釘子、裁切、安裝煞車把手，做一台有模有樣的雪撬給我。

但是，我們家就像難民一樣貧窮，直到我小學四年級，我們才住在室內有廁所的房子裡。在這之前，每天早上我都必須跑去雜貨店買煤炭，在廚房生火，用大鍋子燒水，克難地洗頭洗澡。但是在我小的時候，我並不會因為爸爸不會賺錢，而感到羞恥。但當我長大賺了錢，他常常伸手向我要錢的時候，小時候對爸爸的信任瞬間崩塌，漸漸感到厭惡。

在小學遞交家庭環境調查表的那天，是被家裡有鋼琴和微波爐的孩子們，盡情取笑窮人家的日子，當然我也是其中一個窮人家的小孩。有一位孩子時常炫耀自己爸爸是大公司的社長，很有錢，就算他總是把社長掛在嘴邊，我也完全不理會他，因此他總是對我說些不中聽的話──「你說你爸爸是牧師？」「你沒有玩具對吧？」「連錢都賺不到，真可憐！」我對著那個連名字都想不起來的孩子，抬起下巴嗆回去。

「我覺得你才可憐呢！」

那個孩子沒想到我會是這種回答，暫時驚呆了一下，然後大聲說：「我們家很有錢，我爸爸是社長，你懂什麼，還說我可憐？」愛看書且很會講些大道理的我，對著那個高傲、正在生氣的孩子擺出一副「你什麼都不知道，真是可憐啊」的表情，回答說：

「你爸爸工作是為了賺錢吧？我爸爸不是因為錢而工作的，他工作是為了拯救靈魂（我根本不懂什麼意思，只是套用書裡看到的話）。你爸爸純粹因為錢，只看著錢在工作，我爸爸和你爸爸是完全不同的人，雖然他現在沒錢，但是會積聚金子在天國，我看你聽不懂吧？」

「平時的你也真可憐，每天都在說你的爸爸是社長，知道這有多膚淺嗎？就是因為你不知道所以才這麼庸俗吧！還有，你只會炫耀做社長錢很多嗎？社長想要賺到很多錢，就要逃漏稅（當然連這個詞也不知道正確的意思是什麼），必須要欺負很多窮人，因為別人有損失，自己才賺得到錢，如果你不相信我說的，你可以回去問你老爸，有什麼好炫耀的，你就這麼喜歡自己爸爸是個愛錢的人嗎？」

聽到「膚淺」再加上「愛錢的人」，他馬上趴在桌上嗚嗚哭了起來，雖然不清楚「膚淺」一詞的意思，但在「愛錢的人」的語感中，他似乎感受到了污辱，他嚶嚶地哭著說：「我爸爸才不是愛錢的人」，我從頭到尾都沒看他。老師瞭解事件的始末後叫我道歉，因為我把同學弄哭了。我說是他先罵我爸爸的，為什麼我要先道歉，老師也不再說什麼，含糊帶過。他聽到我說他爸是愛錢的人，就一直哭到放學，不過我一點都不覺得愧疚。

就這樣長大成人

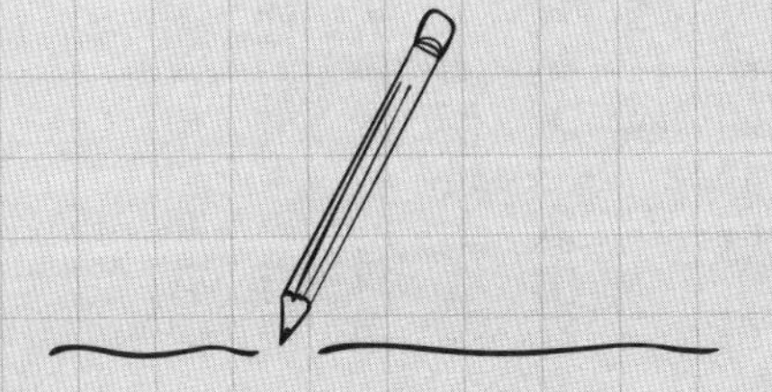

爸爸去世後的幾年，想到爸爸就落淚的日子越來越少，然而漸漸會想起關於他的一些事。「他是怎樣的一個人」、「過著怎樣的人生」。例如：他的人生，有很長的失業期。爸爸的第一次失業期，當時我還是個小學生，偶爾大人們給我的零用錢，我都省下來沒花，連一百塊韓元（約台幣二塊錢）也都存起來，即便是十塊韓元（約台幣〇．二四元），我也都存入到運動鞋形狀的存錢筒裡。我想著「家中經濟條件不好，無法給我買玩具，必須靠自己存錢買」，所以很認真地存錢。

經過了幾年，我存了將近七萬韓元（約台幣一千六百元），每天都開心的不得了。以當時來說，算是一筆大數目，而且因為家中貧困，所以從小我就沒有娃娃等這類玩具，夢想著終於可以買自己想要的東西了。

但是有一天當我回到家的時候，我左翻右找，就是沒看見存錢筒的身影，媽媽說有小偷進來把我的存錢筒偷走了。「其他東西都完好如初，只偷走一個小朋友的存錢筒？這小偷未免也太奇怪了。」當我這麼想的時候，在爸媽房間書桌的後面發現了那個存錢筒，裡面的鈔票全都不見，只剩下幾個十塊韓元的零錢。原來小偷就在身邊啊！努力存了好幾年的存錢筒，夢想就這樣破滅了，我難過的哭起來，媽媽說：「本來孩子的錢就是爸媽的錢，用那筆錢當生活費，是買了你吃下肚的飯菜，媽媽難道有拿來買化妝品或衣服嗎？」結果反倒是我挨了一頓罵。

自從那次之後，我索性不用存錢筒，就如電影《亂世佳人》中的女主角——斯佳麗．奧哈拉（Scarlett O'Hara），她不相信銀行，於是把賺來的錢用紙包成一小疊一小疊，藏在屋子壁爐的磚縫裡。我也像她一樣把錢藏在書籤的縫隙、或是椅子的縫隙中。

大約隔了一年，因為家裡實在是太窮了，爸爸問我還有沒有存的錢。由於爸爸的態度相當誠懇，我嘆息了一聲，小學四年級的我，打開了塑膠椅的縫隙，從中拿出了幾張一萬元韓元（約台幣二百五十元）的鈔票給他。又過了幾天，我下課後回到房間時，看到爸爸半彎著腰，不知所措地「凍結」在原地。他正在翻找我拿錢出來的那張塑膠椅，我問他說：「幾周前才拿給你的，沒錢了嗎？」我年幼的心靈也因為爸爸那副偷偷摸摸的模樣，感到很傷心。

那段深刻的記憶，留給我「因為生活苦，所以才必須要向孩子伸手拿錢」的痛苦。當我到了三十歲，周遭的朋友們也都漸漸結了婚、生了孩子，想法上也有了轉變。想到小時候跟我拿錢的爸爸，他那時的年紀也頂多三十八、九歲，「若非情況嚴重，否則怎麼會拿十歲小孩子存錢筒裡的錢來用，或是跟孩子伸手要錢？」

我這麼想的同時，內心卻對自己的父親感到有點羞愧，因為他從來都沒有憑自己的勞力賺錢過。一出生就是鄉村地主的兒子，上學讀書不困難，生平以牧師為職。他在日常生活裡根本沒當過勞動者，比起丟臉地向小孩子伸手拿錢，我想他的人生才是更大的不幸。要是有在社會上工作，親身體會過憑汗水和腳踏實地的方式來生存，他的世界或許會變得更寬廣吧。

積蓄被洗劫一空的生活，對之後的我來說，二十年來持續著這樣的生活，所以我已盡了子女的孝道了。我現在為他不懂得用自己的雙手，憑自己的勞力來賺錢的人生感到同情。不懂得耕耘，就會變成膽小鬼，恐懼太多，自然就會變得軟弱。

偶爾我會慶幸現在爸爸不在了，看不到我現在的樣子。就算這樣，過去我所討厭的爸爸的模樣，竟然跟現在的我那麼像。

像笨蛋一樣的爸爸，不知不覺間我也長得和他一樣，苦澀又溫柔地回憶，在我心中盤旋的爸爸，只能讓時間帶走這份思念。而且現在我也能在那些記憶裡，勉強露出微笑了，也許我們，說不定都是以這種方式長大成人的。

第四部

我所愛的人

走進夫婦的世界

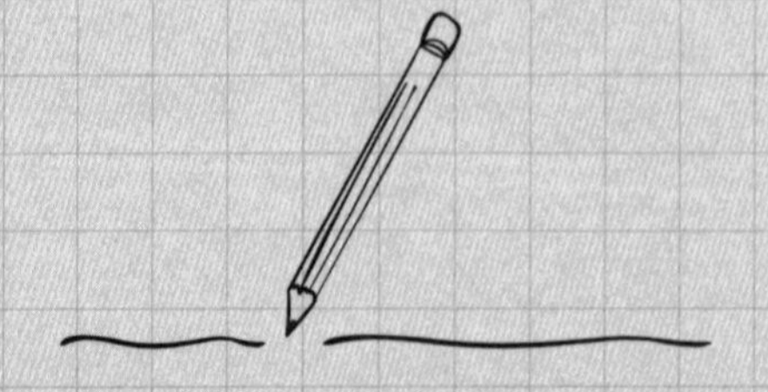

我要來介紹我人生的「貴人」們，他們是剛過四十歲的一對夫妻，因為有幾次事件，讓我身切感受到，我是一個有多麼不足的人。所以我堅持不和讀者或是粉絲深度交流，我也一直遵守這個原則。但是他們，就像用挖土機執意地把我的堅持打破，瞬間闖入我內心的一群人，同時也是我人生裡相當重要的一群人！

姐姐身為我十多年的忠實讀者，她很愛聽我的 Podcasts，總會在上面留言。雖然我也不是藝人，但是在我生日那天，她會親臨工作室給我「驚喜」。她不是一個經常閱讀的人，但是在她某一段辛苦的時期，偶然從圖書館裡發現了我的書。她說她是看了我的書，才撐過那段時期的（還有更多有幫助的好書，聽到她這麼說，到底她是看了什麼，撐過了什麼，怪難為情的）。

不清楚是因為什麼，不管我說了什麼話，做了什麼事，姐姐都無條件地支持我。姐姐的老公，即姐夫，他很忙碌，所以不常閱讀，我的文章當然也沒看過幾篇。但因為他很信任他的妻子，所以連帶相信我是一位很不錯的作家，也是一位不錯的人。

姐姐和姐夫勇敢地走入了我的人生，但實際上他們的個性，並不是這麼開放或積極，如同對我做的事，在他們的人生中也是第一次向別人伸出手。數學家夫妻的他們，從本科讀到博士，兩個人就像是夫妻的模範代表，因此在學校還有「居禮夫婦」的別稱，在他們的世界裡，只要有彼此就完整了。

個性安靜溫和的兩個人，不喜歡喧嘩吵鬧，因為他們寡言文靜，又都很有氣質，除了彼此，也幾乎沒和其它人往來。根據姐姐的分析，姐夫因為免服兵役，沒有經歷過男性才有的軍隊生活，但卻因此成為了一個無害且溫和的男人。這兩個人就像蠶繭，住在一間套房裡，關上了對外的門，好像這個世界只剩下了兩個人，外加一隻貓咪，套房裡再也沒有其他人，連一絲灰塵都無法進到這裡，防禦的很徹底。

所以當我受邀到他們的套房時，真是受寵若驚。日本小說《博士熱愛的算式》的結尾說到：「當矛盾到達了一個巔峰時，博士用了一個數學公式，所有問題就能迎刃而解了。」我十年來一直無法理解那個公式，剛好在初次被邀請到他們家中作客的時候，我問了數學系教授的姐夫這個問題，他拿出幾張紙，在上面寫了幾個數字和公式，接著一邊畫著圖表，一邊向我說明內容。多虧有他，我這個「棄數者」（放棄數學者），才知道什麼是「歐拉公式[1]」，時隔十年，我終於能完整融入那本小說的內容了。

那個時候我住在天安，姐姐和姐夫為了研究，在美國待了一年。他們的套房雖小，但是交通便利，家中空著的期間，如果出租給別人，也有可觀的收入。但是，他們卻說他們不在的期間，我在首爾沒地方住會很不方便，房間讓我隨意使用。但我說：「如果你們私下瞞著房東，出租給行李不多的人，少說也能賺個幾百萬韓元」，所以謝絕了他們的好意。

不過，他們不喜歡不認識的人進到他們家，很堅持地要我搬來。他們俐落地繳完了水電費用，我不好意思地收下了鑰匙。到那時為止，雙方的關係還不算很熟，他們卻把整間房子交給我，因為在首爾沒有住處，媽媽也很喜歡這間房子。幸虧有姐姐和姐夫，我們這一年才能免費的住在首爾。

我的年紀也越來越大了，又沒有固定的工作，必須要馬上讓媽媽過上好日子，卻無奈沒有賺錢的機會。就在苦惱之際，偶然知道有個人在經營牧場，並且得到了工作機會。正好那陣子也要準備離開姐姐的租屋處，所以媽媽和我一起搬到了牧場所在的京畿道。

因為我原本就很喜歡動物，所以認為牧場的工作，應該可以勝任且做得很開心，結果這只是我的一廂情願。沒有一項大眾運輸工具能夠到達位於山頂的牧場，單程六公里的距離，甚至連馬路都還沒鋪好，和期待中的動物相比，必須要先克服交通的問題。

而我主要的工作是處理動物的糞便，或是鋪草。雖然公司提供小綿羊摩拖車給我當交通工具（因為我對開四輪的抱有恐懼，所以只有重型機車駕照），但是只要一下雨，就沒有辦法騎車到牧場。也沒有任何一台計程車想開上去，若想搭計程車上去，必須要有很大的決心，去支付那壯觀的車資。

在這個時期，我的憂鬱症就像肺炎病毒一樣倉狂地吞噬著我，因此我無法成為一個好的牧場工人，連要去上班都很辛苦，對於我這種態度不勤奮的員工，老闆給我的懲罰是，要在早上五點，連續掃三、四個小時的馬廄等等。雖然我不是一個多優秀的員工，但是老闆也不是一個多厲害、多高貴的人，他患有「陣發性暴怒障礙症[2]」，他和阿姨員工發生些微口角，那位阿姨就請他離開辦公室，然後就看到他摔手機的畫面，我想「還是趕快逃離這裡吧」。

但是，卻連逃跑的力氣也不留給我，真的是憂鬱症一旦嚴重，連喘息的力氣都沒有，總之要是在這裡多待一陣子，大概就只剩下死的衝勁了。和媽媽兩個人同住在一個屋簷下也不是件好事，她只要每次看到我提到過去的問題，或目前的困難，使我感到痛苦不已的時候，她只會嘆息地說：「在信仰裡，這一切都能獲得解決。」

雖然不能生氣，但也無法成為媽媽期望的那個文靜、端莊的基督教女孩。因為住在京畿圈，要去首爾一趟不容易，我也不想和任何人見面，我切斷所有一切和外界的聯絡。

大約在這個時間，姐姐夫婦從美國回來了，我只有傳簡訊向他們問候，那時候我的情緒不太穩定，所以不想和他們見面，不管是誰我都不想見。不過，姐姐平時的個性雖然文靜消極，但如果有想要做的事，就會非常積極地勇往直前。

有一天，有人按鈴，打開門時「我的天啊，是姐姐！」她曾幫我把放在她家的行李寄給我，那時曾給過她住址。她拿著我們家的住址，既不熟悉路線，而且也沒事先聯絡，就跑到這麼偏遠的地方來找我，我心想「她是跟蹤狂嗎？」但是真的很感恩，在汗水淋漓的夏季，大老遠跑來關心一直連絡不上的我。從他們那間小套房到我家，往返足足要花上四個小時，但是姐姐時不時就會過來看我。

當時我的狀態很糟糕，因為精神壓力太大，連身體都在發出哀號。我的左耳有一個多月一直流出膿汁，去診所治療也都好不了，醫生建議我動手術，於是我去了一趟有專科醫師駐點的議政府醫院。我和姐姐一起蹣跚地走了一個多小時的路，路上聊了許多事——美國生活、牧場生活、婚姻，還有彼此的童年時光、以後想做什麼事……聊個沒完沒了。

不管我有沒有接電話，姐姐都會這樣三天兩頭跑來找我，雖然現在這麼說，但是那時候因為對人的不信任，我也曾萌生過「這人會不會把我的器官賣到某個地方」的懷疑。但是很明顯地，姐姐這麼有毅力地來看我，也幸虧有她的關懷，我才有了思考「我的人生該怎麼過」的動力。

因為牧場工作而搬家，但是牧場不會是我未來要走的路。那裡就像創業初期，因為人力稀少，沒有明確劃分個人工作內容，我必須眼睛夠亮，鞠躬盡瘁地努力工作，才能有所成長。但是我有一個致命的缺點，就是不會「察言觀色」。有著選擇性陣發性暴怒障礙症的負責人，雖然他還算善良，但是當他在罵我和丟東西的時候，我的腦袋「就像是一個從小被打到大的孩子」整個當機。終究無法適應牧場工作，屢次使老闆生氣，也常常感受到自己的無能，甚至把老闆打來劈哩啪啦狂罵的電話掛斷，而這時姐姐對我說了：

「金作家，你不能再這樣過下去了，去我家吧，我們可以供你溫飽，你就專心寫文章，這才是作家要做的事。」

姐姐總是靜靜地傾聽我的故事，但這時她不如以往從容的樣子，催促我趕快打包行李。她說：「這牧場對你來說不是好的職場，這邊的環境也不佳，和媽媽住在一起對你也不好，乾脆和我一起住吧。」

什麼，三個人一起住那間套房？太離譜了！我很直接地拒絕姐姐：「你在說什麼，我為什麼要這麼做？」但是姐姐這次的態度很強硬，一個不太有主張，沉默寡言個性的人，一旦提出意見，就會很固執，現在想想也覺得她瘋了。讓我一起跟年輕夫妻住，我去了才是真的「瘋子」吧。但是不輕易表露自己想法的姐姐，只要一決定了，就像是一個老頑固，堅持己見到最後。然而當我打起精神後才發現，已在不知不覺中，打包了幾件簡單的衣服，搭上了開往首爾的地鐵。

姐夫看到我就像是被雷打到楞在原地。這兩個人的城堡蓋得有多牢固，他也不社交，散步、直排輪、腳踏車、投接球、足球，最後連橄欖球都只有他們兩個人一起玩。沒有可以約出來的人，也沒有約的必要，連婚宴都沒辦的兩個人，他擔心曾經患有嚴重憂鬱症的姐姐會感到壓力，姐夫甚至不允許公婆接近姐姐半步。這樣子的兩個人，建起了外界絕對無法侵犯的堅固城堡，只有兩個人一起生活，但是她悄悄將門打開，邀請我進去。

就這樣，我就在地板上鋪著墊子睡覺，而他們兩個睡在加大的雙人床上，還有他們養的貓咪及我帶去的狗，套房裡很是熱鬧。

註

1. 被譽為「最優美的數學定理」，看似毫無關係的數與數之間，竟然冥冥之中存在著自然的聯繫。

2. 是一種衝動控制疾患。患者平時的個性多半平和，不喜歡跟人爭辯或衝突，但是，就在某種情況之下，會突然暴跳如雷，不只會有言語的攻擊，甚至會有行為上的攻擊舉動。——杏語心靈診所網路資料。

別擔心，因為我們是家人

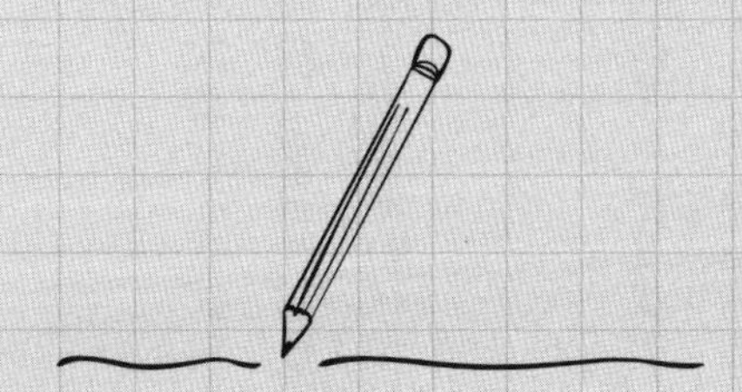

那間小套房，哪還有空間讓我把憂鬱症一起帶過去，但那是一段讓我能盡情寫作的時光。每當姐姐和姐夫要到夏威夷、義大利參加學術會議的時候，都會一起負擔起我的機票錢，以我需要透透氣為由，帶我一起去。其實我完全不喜歡旅行，但是，在那溫暖的關懷下覺得很難以啟齒，所以無法說出內心話。

姐夫在參與會議的時候，我們租了一輛摩托車，徘徊在陌生的街頭。在夏威夷的時候，我曾經載著姐姐騎到迷路，然後也曾兩個人坐在羅馬 Termini 火車站的地板上，暢飲著整瓶的貝里詩。（據說只要穿上一條裙子，義大利男人就很有可能會來搭訕，但卻沒有半個人過來和我們搭訕。）

當憂鬱症又找上我，我什麼事都不想做，只能勉強地清理狗大便，家事連一根手指頭都沒碰過。只要我說我要做家事，姐姐就會說她來做，然後迅速地從我手中搶過去。再加上，姐姐和姐夫說一起住在套房太過勉強，計畫搬去有兩間房間的屋子，要是沒有我，他們根本就不用搬家，而且還要以姐夫的名義貸款。

那個時候，正好是我開始接觸拯救我的「羅維納的藥劑師」，病情還很不好，不管有沒有發生事情，我都像在水裡活動一樣，很遲緩、沒有感覺，所有的感覺都變得很遲鈍，但只有趕快離開這個家的想法是明確的，我總不能一直寄居在這對夫妻的家裡吧。但是，每當我提及要離開的時候，姐姐就會舉雙手反對。

「金作家是打算結婚了嗎？不行！絕對不行！」

姐姐瞎操心了，三十多歲的我，先不說姐姐擔心我嫁去哪裡，就連男人的影子也都沒看到。我也不擅於社交，也沒參加任何聯誼或社團活動，所以根本沒有機會認識男人。而且我也不喜歡使用隨機配對的交友軟體，反正男人主要都是找嫩妹，而女人尋找的，是除了只會看外表的正派男人。猶如在塞倫蓋提草原上演的動物王國，相互觀察再觀察，如果想在其中分辨出玉石，不知要絞盡多少腦汁，光想就覺得驚悚，我可沒有力氣參與這種狩獵。

也因為這樣，無法談戀愛，不知道姐姐為什麼會擔心我要嫁人。但是，也不可能永遠這樣三個人生活在一起，出於擔憂，於是我經常上求職網站，姐姐眼睛睜的大大地問我：「你打算找什麼工作，你想去工作嗎？」我說：「不是的，只是不可能這樣一直生活在一起。」姐姐反問說：「為什麼不行？我們就一直一起生活下去就好啦。」姐姐說我不想做的事就不要去做，我們這輩子就一起生活，還一直問我有沒有想去玩的地方。

雖然感覺姐姐有意要收養我，但是個性安靜謹慎的姐夫，看不出他的內心在想什麼。我內心的小劇場在告訴我：「他當然是想過二人世界，總不可能一直帶著沒有血緣關係的我一起生活吧。」對姐夫總是感到又抱歉又愧疚。不過，我也沒有能去的地方、也沒有能做的工作，這樣一來，又要和媽媽同住在一間套房裡，這一點我是絕對不能接受。

我問姐姐：「那麼你打算養我到何時呢？」姐姐大聲地說：「一輩子！」那麼，

我就把它變成白紙黑字吧，我表姊和他老公合開了一間法律事務所，請他們公證好了，姐姐氣勢不凡地說：「好啊，但要寫些什麼呢？」姐夫問：「一定要寫成文字嗎？」姐姐對著姐夫，用不大聲的音量喊：

「老公！你這樣賢真作家真的要去嫁人了，她不可以嫁人！嫁人之後她還能寫著自己想寫的文章嗎？成了人家的媳婦，能夠敞開心胸地過日子嗎？」

姐姐和姐夫本來是雙薪家庭，姐姐因為健康狀況離職之後，就由姐夫一個人擔起家中所有的經濟，甚至有時候還會給我零用錢。在我看來，他們簡約生活的祕訣就是絕對不做花錢的事。姐姐連乳液都不擦就上妝，對時尚也不感興趣，所以也不買衣服，女生應做的基本「打扮」，她都沒有。在他們結婚紀念日時，幫他們拍紀念照的時候，也只是簡單幫她上個妝，姐姐說這算是她人生第一次化妝，某種層面來說，她是個很了不起的女人。

姐夫看起來很年輕，但在待遇很普通的公司上班之後，看起來老了不少，也常常疲憊不堪的樣子，所以上班也都只穿輕便的衣服。就算閒暇時出去玩，也不會做出去網紅名店這種追流行的事。偶爾買一、兩罐啤酒，跟中華料理店叫了外賣，邊吃菜、邊喝酒、邊看職業棒球賽，這就是這對夫妻最享受的悠閒時光。

姐姐已經把如何成為成人的監護人制度，都查得一清二楚，真是可怕的女人。姐夫沉重地開了口，彷彿終於做了什麼決定。

「是啊，小姨子，我們就寫吧，我來寫，嗯……以後要是我失智把大便塗在牆上，小姨子你也會照顧我吧？如果我有腎臟病，說不定要移植一個……。」

收養我是為了臟器移植嗎？當然現在要是發生了那種事，我是隨時都有捐贈的意願，而且這天，是姐夫第一次叫我「小姨子」，而不是「金作家」。那個時候，也許姐夫覺得，少說也要帶著我生活幾十年，似乎是鐵了心，而且他們兩個人在我堅持要立的保證書上簽了名，我把口紅塗在他們的大拇指上，然後讓他們蓋章。那份保證書的內容如下（內容完全不講羞恥，小心慎看！）

姐夫○○○和姐姐○○○
對金賢真作家的作品和生計，
心甘情願地負責到金賢真作家生命終結的那一刻，
不管是開心、難過、辛苦、平安，不管作品有沒有發表，
都會像對待妹妹般，為她應援並愛護她。

二○一七年六月二十五日
姐夫○○○（簽名 & 蓋章）
姐姐○○○（簽名 & 蓋章）

我就這樣收到了這份保證書，我把它貼在冰箱上，當我寫作不順或是傷心難過的時候就可以看。每每看到那份保證書我都會想：「居然有人會接受這種委託，我還真是有福氣啊！」並佩服自己的厚臉皮，既不是因為結婚，也不是賺錢，如字面上所示，竟然願意為了一個多餘的存在，浪費一輩子的金錢和精神，這比結婚還要好太多了。

這對夫妻就這樣釋出所有誠意，照顧壞掉的我。時常對沒什麼讀者、書也賣得不怎樣、默默無名的我說：「你是一個好作家。」還無微不至地照顧我，買我想吃的、帶我去我想去的地方。就這樣，和這兩個人一起生活的期間，我的狀態終於有了好轉，萬一只有我獨自生活，可能會沉浸在「就算我痛到要死，也都不會有人關心我」的想法中，然後一直喝酒，盡做些傷害健康的事。

但是，因為有這對夫婦如我父母般關心我，讓我感到「如果放任健康不理，會很對不起他們。」終於挪移沉重的屁股，開始去運動，也戒掉不利於健康的食物。

我的狀態漸漸越來越好，從邋遢的模樣脫離出來，每天一定都會洗澡，連從來都不做家務事的我，也開始會去做，也會洗碗、洗衣，還會曬衣服和摺衣服，之前的我都不懂得打掃和整理，現在還學習了收拾的方法。就這樣身體和健康全都有了起色，在近期的血液報告上也完全沒有任何成人病的徵兆，這全都要感謝那兩位有同情心的人，感覺要來說一下電影《慾望街車》中的布蘭奇的台詞——「**雖然不知道你是誰，但我總是依靠陌生人的善意活到現在**」。

過去幾年，是這對夫妻親切的救了我。用家人的方式對待我，他們的心態沒有改變過，以後大概也是如此。每次當我工作不順，拿頭去撞牆壁的時候，姐夫就會跟我說：「別擔心，到死我都會一直養你的。」還有每次當我心裡感受到欠他們人情，有壓力的時候，姐姐就會跟我說：「因為我們是家人啊！」每次當我都只有受惠，感到不好意思的時候，姐姐和姐夫就會說：「在你不知情的時候，已經有為我們付出了。」說些我摸不著頭緒的話，我只知道，現在我們是一家人。

我現在認為，就算不是世上常見的家族型態，就算沒有血緣關係，也能成為家人。我在想，人們從家人身上得到最多的安慰應該是：「**在冷酷的世界裡，唯獨無條件愛我、接受我的人。**」如果是在這層涵義下，姐姐和姐夫真的是我的家人，而且他們可以是姐姐、可以是姐夫、也可以是哥哥、也可以是嫂嫂、也可以是媽媽、也可以是爸爸，所有家人的角色都好像由他們來扮演了。

當我吃了世上一記最重的上鉤拳而倒下的期間，我的家人依舊以那份姿態等待著我自己爬起來。到了這把年紀，依舊在家裡沒有一席之地，如同浮萍隨處漂流的人生，但是那怕是一部分的人情，有朝一日我都想還給你們。拜託，千萬要等我，我所愛的債權人們！

PS：姐姐還有一位語言交換的美國朋友，名叫羅伯特，是一位溫暖的麵包店大叔。偶爾會和姊姊，我們三個人一起出來，他也對我很親切，而且羅伯特居然聽得懂我的「破英文」。

有一天，我們三個人去喝馬格利[1]，喝到一半我大叫：「羅伯特、羅伯特，我想結婚！」羅伯特溫暖地微笑說：「You already did(你已經死會了)」，我嚇了一跳說：「What are you talking about(你在說什麼？)」羅伯特又露出溫暖地笑意，指著我手機桌布上有著姐姐、哥哥、還有我的照片說：「You married a married couple(你不是已經和這對夫婦結婚了嘛)」。

原來如此，羅伯特說的沒錯，當我無精打采時，我總會想起羅伯特說的那句話「You married a married couple」。我有老婆，也有老公，享齊人之福啊，加油！I married a married couple。

註

1. 韓國小米酒。

《極速快感》

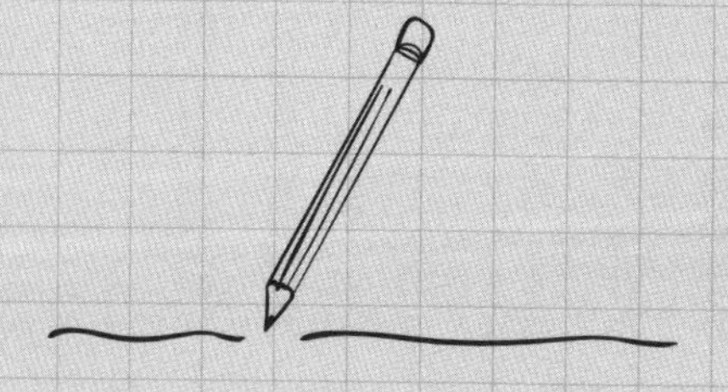

認識我的人應該都很清楚，我做徒勞無功的事的功力可不是蓋的，當然也是因為我考慮不周又笨的緣故。其中有一件數一數二最浪費時間的事，就是搭船去濟州島。

大約在十年前，我受邀到濟州女性民友會演講，當時廉價航空不像現在一樣這麼普及，所以飛往濟州的機票對我那微薄的薪水來說很是吃力。在想了很多種可能性，查到可先搭客運到木浦（位於韓國全羅南道西南部的港口城市），再轉搭船到濟州。速度上當然不如飛機快速，需要花費很長的時間，不過對我來說，我有充裕的時間，所以一點都不成問題，於是就搭上了開往木浦的客運。而且，我還先服用了暈船藥，避免因初次搭船引起身體不適，然後看著一望無際的海洋。

不過更大的問題就是我是一個「都市村姑」。因為第一次去濟州島，根本不知道到底要在哪裡下船。而且每當船靠岸的時候，並不像搭公車那樣會廣播現在到的是哪一站，所以必須繃緊神經觀察何時會抵達濟州島。就這樣雙眼直直地盯著海面看，然後突然有座很美麗的島出現在我眼前，人們也都紛紛下船。我這個一次都沒去過濟州島的「都市村姑」，相信那座小島就是濟州島，毫不懷疑地邁開步伐下船了。

之後才知道濟州島面積和繁榮程度是那座小島無法比擬的。不過當時深信那就是濟州島的我，急忙地向一位路過的老奶奶詢問：「請問這裡的市政廳（市政府）怎麼走呢？」老奶奶仔細地看了我一下，眼神透露著「這人大概有問題吧。」

接著老奶奶回我說：「市政廳？這裡只有鄉公所。」等等！怎麼回事？我一副傻瓜樣迫切地向老奶奶問說：「這裡……不是濟州島嗎？」老奶奶說：「這裡是楸子島（位於濟州市最西北邊的海面上的群島），不是濟州島！」

雖然日後知道了楸子島是釣魚人士最喜愛的一座小巧美麗的海釣聖地，但看著那小小的島並堅信說就是濟州島的我，當時真是想向濟州島民下跪謝罪。不過，在下跪之前我有一個非去不可的地方。因為女性民友會的各位正等著我，我必須要去濟州島。當下我心急如焚，但老奶奶用平常的語氣說了句讓我徹底絕望的話：「剛剛離開的那艘船是最後一班，今天不會再有船了。」

這該如何是好呢？早知道就應該像別人一樣搭飛機來的，就不會來不及了。我臉色發白地想著，又不能「游泳過去」，只能絕望地看向茫茫大海。當我心急如焚的時候，有一位中年男性開了台小卡車，上頭載滿了魚網，開口問我怎麼了，我難為情地說：「以為只要看到島就是濟州島，所以就在這裡下船了。」大叔聽完我的回答後，迅速發動卡車並說：「快上來，那邊港口搞不好還有要開往濟州島的漁船，現在差不多要出發了，順利的話也許就能搭上那艘漁船。」

大叔說自己對開往港口的捷徑熟門熟路，以開賽車的速度奔馳在蜿蜒的山路上。一路上卡車不斷緊急剎車、前進和急轉彎，為了不吐在車上，我卯足全力集中精神看著車上所貼著的家族照片。照片中笑容燦爛的孩子，年紀看上去約是小學和中學，還有好幾張似乎是大叔和他老婆的合照，大叔把這台粗勇的卡車裝飾得甜美溫馨。海上男兒不發一語，猶如《極速快感》這款街頭賽車遊戲的現實版，用最快的車速闖出一條路。我很佩服海上男兒那份沉穩，並開始幻想著「如果我也成為船員的老婆會怎麼樣？」不過對他來說，他已經有了如畫般幸福的家庭，為了避免不倫和灑狗血的連續劇劇情，我安分地坐在副駕駛座。

像火花般急驅的卡車終於抵達了港口，看到了停靠在岸邊的漁船，海上男兒欣喜地露出笑容說：「趕上今天最後一班船了，你快點跑過去搭船吧。」拯救了差點被困在楸子島，無顏見濟州女性民友會的我，那瞬間他真的就像是救世主。當我正要從卡車下車時，我以感恩的心害羞地掏了幾萬元給大叔。

「今天真的太感謝您了，雖然這些錢只夠您買菸，但也請您收下。」

海上男兒突然露出嚴肅的表情推開了我的手，然後沉穩地說了：「我不是為了錢才幫你的！若想報答我，你就一輩子記得楸子島吧！」

我一定會記得的，這叫我怎麼能忘得了呢？

我好不容易趕上了演講時間，雖然在這件事之後，我沒有再去拜訪楸子島，但只要一聽到楸子島三個字，我就會想起那位穩重的海上男兒。這才是真正的男子漢不是嗎！如果車上沒有貼著那些家族照片，我不確定我會不會從那台卡車上下來。

日後當我在看電影《金牌特務》聽到「**禮儀成就非凡的人！**」這句台詞時，我腦中浮現了幾年前海上男兒的身影。當然他沒有紳士一般的禮儀，或是帥氣的風度，不過他為了幫助陷入困難的女性，像賽車手般馳騁在蜿蜒的小路上。而且，還回絕了我欲報答他的那點微薄誠意，他只要我永遠記得楸子島。禮儀成就非凡的人不正是這個道理嗎？就算他身穿的是磨破的外套而不是西裝，且駕駛著載滿魚網的卡車，但我再度認為那位海上男兒才是真正的紳士。

他現在不知道過得怎麼樣？我照他吩咐的時時記得楸子島，那是我遇見真正的紳士的地方，我想某天再到這個美麗的小島上，好好地向海上男兒道謝。那個時候，我真的真的很感謝你，風度翩翩的楸子島之寶，希望海上男兒和他的家人每一天都幸福平安！

好好善待他

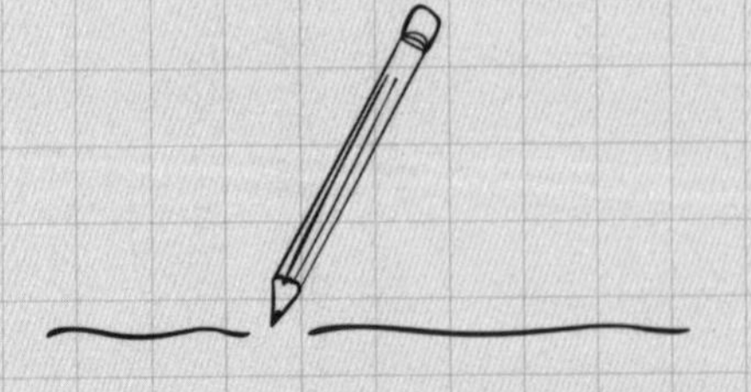

我很容易被情感所影響，其實聽著初次見面的人的抱怨的時候也不多，我會告訴自己：「不要被言語左右！」但每次都還是會陷入對方的言語裡。幸好跟我借錢的人也不多，多半吃虧的也不過是請客喝酒而已。因此，我都認為當有故事的人在訴說他的心事時，傾聽也是種安慰，而我也正努力成為一個好聽眾。

在青春熱血二十歲時，我也談過幾段愛情，其中兩位是有前科者（等一下，先不要被嚇到），他們是因為「抗命罪[1]」和「拒絕拿槍罪[2]」進監獄，所以是因為拒絕當兵而進了監獄。

如果說他們是熱血的社會運動家，或許我會感到驕傲，但他們只是「耶和華見證人」。耶和華見證人重視「禁止婚前性行為」，所以都會早早成家，如果想被認可是真正的信徒，就必須不去當兵，完成牢獄生活的「聖城」之路。但是，我交往的男人們，實際服完刑期出獄之後，都不約而同地捨棄了信仰。怎麼說呢？最燦爛的幾年光陰，簡直就像丟進了垃圾桶裡，因此對信仰感到絕望及不信任吧！而我總是被那些長相普通、資質平庸的人所吸引，可能覺得我這種人會愛他們是理所當然的吧。

相信宗教的這些人，總有種怪異開朗的氣息。就算自己受到傷害，也絕對不會傷害別人，寧願赤身裸體擋子彈，也堅絕不持槍。「抗命」是在二〇〇二年年初，那時候罪犯者和特別拒絕當兵者的人權，還是在最底層的時期，因此入獄後慘遭更嚴厲的牢獄之苦。

在陸軍監獄的單人房裡，整天脫下上衣、光著身子，接受用腳踢一個月的體罰才可以。「拒絕拿槍罪」就像更改罪名，必須改善拒絕穿軍服的這些人，某種程度對社會的認知，之後再入獄，比「抗命」的牢刑更為輕鬆。但是，青春被困在監獄這個空間裡，撇除辛不辛苦，一旦被關著，這本身就是一件很痛苦的事。

那位「拒絕持槍」的人長得還不錯，而且很會唱歌，雖然通過了名經紀公司的練習生徵選，但是因為要坐牢，因此錯失了機會。當他重返社會之後，由於年紀太大，也當不了練習生。高中畢業的他，能找到最好的工作充其量就是電銷人員，正煩惱賺不到錢的他，我把他介紹到我公司裡，然後我們就分手了，我能為他做的全都做完了。

某天，加班結束搭計程車回家的路上，我在和「抗命」講電話。我們兩個經常把他那時候的監獄生活當玩笑消費，雖然我現在忘了很多，但是像「職員理髮」叫做「職理」等等，跟他學了很多監獄行話。之後認識的「拒絕持槍」說因為我知道太多監獄行話了，自然把我跟前科者聯想在一塊，思索著是通姦？還是詐欺？（女性犯人有百分之九十都是因為這兩種罪狀入獄。）「抗命」說不管去哪裡，女子監獄都比男子監獄的規模小很多，我說：「這不是性別歧視嗎？」「抗命」突然對激動的我沉穩地說：「因為女生們不太犯罪嘛」。

就這樣打完哈哈，掛斷了電話，此時，我感受到計程車司機正透過照後鏡看我，司機小心翼翼地開口說：

「客人，剛剛聽您說……學校？」

我一頭霧水。

「嗯？學校？什麼學校？我沒說到學校啊？」

他咽下口水，又開口說了。

「那個……大房子……」

啊！原來他是在說監獄啊！我嚇了一跳，司機一邊開著車，不經意地繼續說。

「我也才剛出來沒幾年，看起來你有朋友去大房子？」

「啊，對，耶和華見證人。」

「啊，他們可是天使耶，每個人都很安分守己、奉公守法。我在裡面待了十年，監獄官還會叫我整理帳簿。」

十年？我瞬間抖了一下，是一個很長的受刑時間。他該不會是做了什麼暴力犯罪吧？據說因為開計程車不需要做身分調查，所以有很多前科者們出來後就去開計程車。我今天是不是誤招了？我瞬間神經緊繃，我的狀態就像是黏在鍋子底下的泡麵麵條，司機大概是感受到了我的緊張，邊轉著方向盤說：

「我，是經濟犯。」

我縮著身體點點頭。

「我本來是公務員，但是家裡實在是太窮了，兄弟們做生意做到虧損，所以請我幫忙他們，原先他們說只需要幫忙這一次就好，後來事態漸漸嚴重……只好挪用公款，我都已經跟他們說了好幾次『這是最後一次了』，但是都沒有結束。」

大叔挪用了公款，似乎是想從供應商那邊拿些回扣，然後把它轉交給生意虧損的兄弟。但是夜路走多，遲早碰到鬼，被抓到的他，就進去坐牢了。

「就這樣，在電話中吵翻天的那些兄弟，在我出獄之後，都沒和我聯絡。我有一個兒子，可是……已經很久沒看到他了。我在坐牢時，妻子寄來了離婚協議書，我能反對嗎？只能按照她的意思在上面簽字。出獄後，我想看看兒子，但是都一直連絡不上，出了獄之後真的變成了孤家寡人，兄弟從我這邊拿了錢，現在都裝作沒那件事。我也連絡不到妻子和兒子，就這樣整天開著計程車，下了班回到家喝一罐啤酒，發呆地盯著電視直到睡著，隔天又出去跑車，就一直這樣日復一日，但能怎麼辦呢？只能說命運作弄人。」

他輕嘆一口氣的時候，剛好到了我要下車的地方，付計程車費給他的時候，司機苦澀地說到。

「好好善待你男友，他很辛苦的。」

「我會的」跟他點個頭，關上計程車門，計程車就消失了。

在那之後，我都沒有照計程車司機的囑咐，好好善待「抗命」和「拒絕持槍」，因為他們都說愛我，卻肆意玩弄感情，我從他們身上受到很大的傷害。

不過，我掛念的不是「抗命」，也不是「拒絕持槍」，而是那晚消失在路燈下，曾經待過監獄的計程車大叔。不知道他現在過得好嗎？還是像以前一樣，每天都會喝一罐啤酒，看電視看到睡著，隔天醒來再出去跑車嗎？利用他的兄弟們有反省嗎？他有再見到他兒子嗎？就算是和我沒有任何關係的人，偶爾，我也會好奇他們是否過的安好。

註

1. 根據韓國軍刑法四十四條，違抗或是不服從長官下達的命令的罪刑。——NAVER 知識百科。
2. 良心上拒絕服兵役，一般多出於宗教團體，韓國最具代表團體「耶和華見證人」。這些宗教人士為了提倡和平，拒絕戰爭等殘忍舉動，因此接受服兵役，但是拒絕持槍，因故而稱，但意思上與拒絕服兵役是相同的。

我專屬的房間

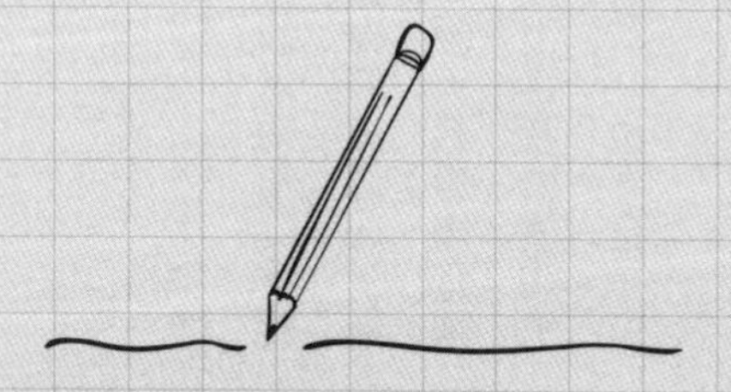

是從什麼時候開始，對我們來說沒有「家」，只有「房間」。跟我一樣三十八、九歲的同齡人，大多數人結婚之後，雖然可以靠著父母親的幫助和貸款買到一間房子。但是對二十歲到三十歲的青年來說並沒有家，他們把租的那個房子稱為「家」，是除了吃住之外，沒什麼特別的意義地方。特別是在首爾，若想擁有稱得上家的地方，那就不是單單一個居住地，而是能夠用來交易，成為資產增值的工具。只為擁有投資能力的人敞開門的那個地方，對我們來說比起「家」，更像是「皇宮」和「城堡」。

而無法進入皇宮和城堡的這些人，特別是青年們，所接受的「房間」，並沒有溫暖的地熱設備，能隨時溫暖地進入夢鄉、休息的地方。看一看那些如家常便飯的違章建築——頂樓加蓋套房或考試院。每天早上，薄如硬紙板的牆的另一邊，被樓上調好的手機鈴聲震動吵醒，而且也都知道樓上樓下的人什麼時候有訊息，這種房間比起一般房間，更讓人聯想到像用合成板隔開的畜舍。

隨著家的意識不斷消失，年輕人付著昂貴的租金，暫時停留的「房間」不斷地增加。想要交流，因無法支付整晚飯店費用的情侶，選擇去賓館「休息」（被針孔攝影機拍攝的機率極高，這是在冒險）。還有簡潔地唱完想唱的歌曲，輕鬆離開的投幣式KTV，除了這些之外，夾娃娃店、雙人電影院、複合娛樂室、汗蒸幕、室內高爾夫、網咖、按摩房等等，在許多的空間裡來來去去，雖然能暫時租用空間，但卻沒有擁有權。

如果想要找到一般的全稅房，就算是套房，也要上「億」韓元起跳。工作也越來越不好找，沒有財產可繼承的子女，不管是家還是房間，想擁有一個能夠躺下休息的空間都很吃力。擁有很多間房的房東，以房價每個月五、六十萬韓元（約台幣一萬二～一萬五千元）的租金出租，把那金額說的如同是吃一頓大餐般容易。

在不動產直銷論壇上，偶爾會上傳「只睡一覺的人」的文章。我很好奇「只睡一覺的人」的活動範圍可以接受到哪裡，一進到家裡不用網路、手機，就直接睡覺嗎？可以做飯來吃嗎？可以上廁所嗎？那天要是睡不著，可以一直醒著嗎？如果不用在意別人的想法，只是睡完覺就離開，那麼那個房間和吸血鬼躺著的棺材有什麼不同？那些只想為了「睡覺」找一個空間的人，不管何時我都覺得很難想像。

幾年前，我經過一條考試院和套房林立的巷弄，看到有家具上面貼著大型垃圾的貼紙。老舊的廚房收納櫃的外面，貼上了一層花紋貼膜，看得出來想努力讓它變漂亮，但是貼得歪七扭八，反而看起來很寒酸。掉了一邊的蝴蝶結耳環沒能跟著主人，獨自躺在抽屜裡，我仔細地打量那件家具，軟木留言板上寫著青澀少女般的字體，使我的視線停留了好一陣子。

不要喝酒
錢要花在刀口上
好好存錢
變漂亮

快點和媽媽一起住

這位女生是因為目標都實現了，所以才毫不留戀地把這塊留言板丟掉嗎？大部分的房東會開宗明義地表明「保證金不可議價」，月租最低四十五萬韓元（約台幣一萬一千元）起，那個女生住在這個地方有成功存到錢嗎？

我誠懇地希望這個女生千萬要戒酒，然後用存下來的錢，和媽媽一起住，所以才丟棄了這些殘破的家具，離開這裡。並希望她在新「家」展開新生活，而不是「房間」。住在那間漂亮的家，人也變得漂亮，希望那些疲憊的青春，都得到回報。

後記

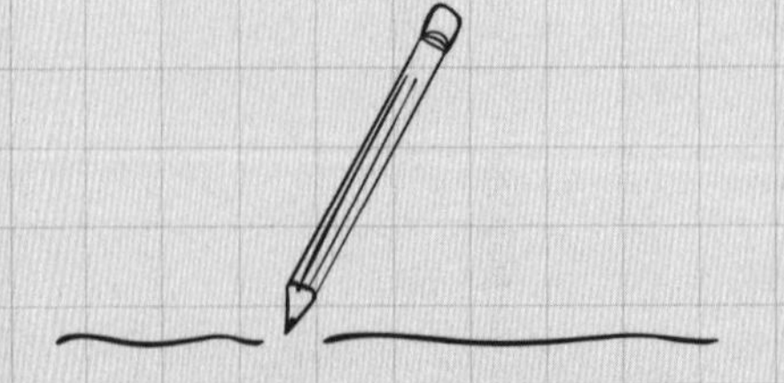

「雖然不知道你是誰，但我總是依靠陌生人的善意活到現在」在本文中也提到《慾望街車》中，布蘭奇在結尾所說的台詞，我也是依靠陌生讀者們的善意支持活到了現在。

這本書是從二〇一九年六月開始寫的隨筆雜誌《救救金賢真》中，選出幾個部分編輯而成的。要不是有讀者們願意訂閱與支持，這本書也不可能問世。因為一直寫作和出書，才知道成為一位作者，最幸運的就是擁有一票不離不棄的讀者。感謝這份好運，以及拯救我的讀者們，我才能得到活下去的勇氣。

再加上，這次我還遇見了一個很優秀的編輯。我要向將我雜亂無章的文字整理編排、精心美化的編輯，獻上我最深的敬意。還有一直拜託，才答應幫我寫推薦序的翻譯老師——盧之陽老師，以及兼具美貌和知性的何智賢老師，我要感謝您們。還有總是在推特上為我加油的各位，謝謝大家。

另外我最要感謝和感恩的人，就是買了本書的您，尤其在現在這麼困難的大環境下，書價不斐的時期，從眾多書籍中挑選了我的書，在您心灰意冷的時候，希望能夠提供您一絲絲的安慰。如果最後能讓您帶著微笑闔上書本的話，我真的就別無所求了。

金賢真

第四部
我所愛的人

Orange Life 29

學著跟自己和解

一一位憂鬱症患者學會放過自己的人生練習

作者 金賢真

出版發行

橙實文化有限公司 CHENG SHI Publishing Co., Ltd

粉絲團 https://www.facebook.com/OrangeStylish/

MAIL: orangestylish@gmail.com

作　　者　金賢真

翻　　譯　魏汝安

總 編 輯　于筱芬 CAROL YU, Editor-in-Chief

副總編輯　謝穎昇 EASON HSIEH, Deputy Editor-in-Chief

業務經理　陳順龍 SHUNLONG CHEN, Sales Manager

美術設計　楊雅屏 Yang Yaping

製版／印刷／裝訂　皇甫彩藝印刷股份有限公司

내가 죽고 싶다고 하자 삶이 농담을 시작했다

Life began to joke when I said I wanted to die

編輯中心

ADD ／桃園市大園區領航北路四段 382-5 號 2 樓

2F., No.382-5, Sec. 4, Linghang N. Rd., Dayuan Dist., Taoyuan City 337, Taiwan (R.O.C.)

TEL ／（886）3-381-1618 FAX ／（886）3-381-1620

全球總經銷

聯合發行股份有限公司

ADD ／新北市新店區寶橋路 235 巷弄 6 弄 6 號 2 樓

TEL ／（886）2-2917-8022 FAX ／（886）2-2915-8614

初版日期 2024 年 1 月